音乐治疗理论建构及临床应用研究

贾 静 著

U0340147

北京工业大学出版社

图书在版编目（CIP）数据

音乐治疗理论建构及临床应用研究 / 贾静著 . — 北
京 ： 北京工业大学出版社，2021.9
ISBN 978-7-5639-8112-0

Ⅰ ． ①音… Ⅱ ． ①贾… Ⅲ ． ①音乐疗法－研究 Ⅳ .
① R454.3

中国版本图书馆 CIP 数据核字（2021）第 201405 号

音乐治疗理论建构及临床应用研究
YINYUE ZHILIAO LILUN JIANGOU JI LINCHUANG YINGYONG YANJIU

著　者： 贾　静
责任编辑： 李　艳
封面设计： 知更壹点
出版发行： 北京工业大学出版社
　　　　　　（北京市朝阳区平乐园 100 号　邮编：100124）
　　　　　　010-67391722（传真）　bgdcbs@sina.com
经销单位： 全国各地新华书店
承印单位： 涿州汇美亿浓印刷有限公司
开　本： 710 毫米 ×1000 毫米　1/16
印　张： 11.25
字　数： 225 千字
版　次： 2022 年 10 月第 1 版
印　次： 2022 年 10 月第 1 次印刷
标准书号： ISBN 978-7-5639-8112-0
定　价： 68.00 元

前　言

音乐治疗学是一门融合了音乐学、心理学和医学等多门学科的新兴交叉学科，是音乐文化和传统医学这两个伟大学科的有机结合。但在实践中运用音乐治疗不仅仅要具备这两个学科的知识，还需要恰到好处地将这两个学科的知识和人类心理、生理的特点相融合。

全书内容共九章。第一章是音乐治疗的概况，包括音乐的功能、音乐治疗的概念与原理、音乐治疗的源起与发展等内容。第二章是音乐治疗的理论研究，包括音乐治疗的理论基础，音乐治疗的原则、层次及形式，音乐治疗的适用人群及类型等内容。第三章是音乐治疗的研究现状，包括国外音乐治疗研究现状、国内音乐治疗研究现状等内容。第四章是音乐治疗干预幼儿障碍，包括幼儿的可能性障碍、音乐治疗干预幼儿障碍的临床应用案例、音乐治疗干预特殊幼儿障碍的理论建构等内容。第五章是音乐治疗干预特殊儿童障碍，包括特殊儿童的可能性障碍、音乐治疗干预特殊儿童障碍的临床应用案例、音乐治疗干预特殊儿童障碍的理论建构等内容。第六章是音乐治疗干预青春期群体障碍，包括青春期群体的可能性障碍、音乐治疗干预青春期群体障碍的临床应用案例、音乐治疗干预青春期群体障碍的理论建构等内容。第七章是音乐治疗干预中青年群体障碍，包括中青年群体的可能性障碍、音乐治疗干预中青年群体障碍的临床应用案例、音乐治疗干预中青年群体障碍的理论建构等内容。第八章是音乐治疗干预老年群体障碍，包括老年群体的可能性障碍、音乐治疗干预老年群体障碍的临床应用案例、音乐治疗干预老年群体障碍的理论建构等内容。第九章是音乐治疗干预生命最后阶段障碍，包括生命最后阶段的可能性障碍、音乐治疗干预生命最后阶段障碍的临床应用案例、音乐治疗干预生命最后阶段障碍的理论建构等内容。

本书对音乐治疗理论及临床应用问题进行了深入研究，按照人生的整个发展阶段（幼儿→儿童→青春期→中青年→老年→生命最后阶段）的顺序，翔实地分析了人在不同阶段所出现的各种行为或心理障碍，采用音乐治疗的方法进行干预，结合案例提炼出不同人群障碍的音乐治疗理论。作者在撰写本书的过程中，得到了许多专家学者的帮助和指导，参考了大量的学术文献，在此表示真诚的感谢。

目 录

第一章 音乐治疗的概况

音乐作为治疗手段的历史源远流长。但以音乐为媒介的音乐治疗是一门交叉学科，其学科建设、专业发展和行业规范始于 20 世纪 40 年代。本章先从整体上阐述了音乐的功能，然后阐述了音乐治疗的概念与原理，最后在此基础上系统梳理了音乐治疗的源起与发展，使读者对音乐治疗形成整体上的认识。

第一节 音乐的功能

一、沟通功能

当英文字母 c、a、d 拼在一起时，其意思是一位阿谀奉承、玩世不恭的人，以谄媚与承诺来吸引年轻天真的少女。然而，当我们在钢琴上弹奏 C、A、D 三个音时，并不会在心里产生特别的意义。音乐的符号在本质上是抽象的。音乐长久以来都被认为是沟通的一种象征系统，人们可通过音乐来表达自己的思想和感受。

音乐长期以来与情感表达有所关联，事实上亦被称为"情感的语言"。作为情感的供应者，音乐在社会中扮演着重要的角色，因为它提供了一种表达想法与情感的媒介，这是不容易透过平常的谈话来达成的。譬如，在悲伤或失落的时刻，我们可能无法找到适当的文字来表达最深层次的感觉。音乐作为一种能被接受的方式，可以用来表达想法与概念。

在特定的文化中，音乐可单独地传递情感的内涵或心情。在电影及电视节目上使用音乐，可以更好地传达作品中的情感。长期以来，导演都认可音乐在沟通上的魔力。举例来说，在默片的时期，电影的许多信息就靠钢琴的背景音乐来传递，如归心似箭的年轻妇女，当火车越来越靠近终点时，音乐的使用体现出速度与力量。即使在今天，伴随着高复杂度的电影艺术，电影导演仍然依赖音乐来表达情感。爱情场景往往伴随着悠扬的小提琴声，在不和谐音乐的背景下，往往有怪物出现。在观看恐怖电影时，我们闭上眼睛可以得到些许安慰，但背景音乐也可以传递恐怖的感受与迫近的厄运。

总之，音乐作为一种沟通的形式，可以传递非语言情感的信息，或者反映聆听者的心情，以及可以被用来强化、扩展、改变埋藏在文字或视觉中的信息。

二、情感表达功能

参照主义认为，在音乐本身与一些非音乐的物体或事件中，音乐的意义能由聆听者的联结所产生。举例来说，贝多芬的《田园交响曲》，在乐器上使用长笛高频率的颤音来模仿鸟叫的声音，在音乐上所带来的关联是心中愉悦的景象、声音，以及森林幽谷中的芳香味。对照之下，定音鼓的滚奏暗示着不祥的雷电声或是意味着战争。音乐的其他结构特质被用于非音乐的相关事件或感受中。举例而言，沮丧是一种感受，通常表现为垂头丧气的表情与缓慢、无生气的行为。而音乐可能会透过缓慢的节拍或是下降的音阶来呈现这一感受。这样模仿非音乐的物体或事件被称为仿同性。

仿同性不是音乐可以与非音乐物体或事件联结的唯一途径。我们大多数人都可以被一些乐曲勾起过去的情感。即使是从前没听过的音乐，我们也有一种情感反应。音乐所表现的情感由音乐本身来具体化。

音乐的价值或意义是来自音乐本身的声音。这是音乐本身结构性的特质，而非聆听者对音乐以外的联结，激发聆听者的感受与情感。

假如音乐结构性的特质能够确实引起人们的情感反应，这是如何发生的呢？有人提出理论与施行实验，来解释情感是如何受到音乐的激发的。其中一个理论由心理学家丹尼尔·伯莱因提出，太复杂或不熟悉的音乐风格会给聆听者带来困惑、混乱与不舒服的感觉。相对来说，如果音乐过于简单，或是一再反复聆听，聆听者会失去新鲜感，会感到无趣或是不满足。

这种理论可以体现在广播中排行前十名的歌曲上。当新歌在广播中被介绍时，人们发现，其音乐风格通常与许多其他受欢迎的歌曲是相似的，因此这些相似性早已经存在。一些歌曲能吸引人们特别的注意力，是因为它们加入了新颖且有趣的元素，如独特的节奏或是特殊的歌词。

其他关于音乐情感反应的理论所根据的并非实验，而是哲学的探究。梅尔的预期理论就是一个例子。梅尔是一位音乐学者，其将心理学家约翰·杜威的情绪冲突理论作为他在音乐与情感方面研究的基础。这个理论说明情感的激发是一种反应被阻止或是被抑制的现象。当我们听到熟悉的音乐时，通常会预期下一步可能发生的事情。

这样的理论也可以用在对海顿的《惊愕交响曲》的分析中。在这首乐曲里，音乐以完全可预测的方式进行。根据梅尔的预期理论，人们在聆听这首曲子时情感上的反应是被阻止或是被抑制的。这是乐曲中预期与非预期的平衡，可产生音乐的情感与意义。

三、象征功能

音乐的象征性在不同文化中是有差异的，虽然许多人形容音乐是一种普遍的语言，事实上，没有一种音乐类型在每个文化里都是有意义的。音乐的确有一定的普遍性，在我们所知道的每个文化中，它都是一种艺术形式。当然，每个文化的传统与信念都影响着音乐的创作。举例来说，在西方文化里，许多音乐是一系列的半音与全音所组成的大调与小调的音阶。在大调的音阶中，我们通常能获得正向的、快乐的感受，而小调的音阶通常意味着忧郁或是悲伤。低音色的英国管可以表现出忧郁的情绪，小号响亮的和声可能意味着胜利的喜悦与欢欣。

相对而言，印度的音乐是由许多较细微的音程或是半音所构成的。举例而言，在钢琴中的音符 C 与 D 之间，印度的音阶可能有许多的音（泛音），并非只有一个半音。一位美国人在首次听到传统的印度音乐时可能会发现，这些音乐很难去组织与了解，因为这与他们自己文化中的音乐不同。美国人也许很难去诠释这样的音乐情感表现。

简而言之，在某种特殊文化脉络下，音乐是一种象征性的表达方法。在特定的文化中，音乐在沟通感情时有某种程度的标准化。这些音乐常见的象征化使用意味着在相同的文化背景下人们可以共享其意义，音乐也被当作有效的信息载体。每个文化都透过它自己的音乐象征表现情感、文化价值等信息。

四、社会整合功能

根据音乐人类学家梅里亚姆的看法，音乐形成一个稳固的形式源自社会的聚集、合作与协调。很多音乐活动需要许多音乐家在共同目标上努力与结合：教堂的唱诗班、社区的合唱团、城市的音乐会、管弦乐团、营火晚会、摇铃诗班、爵士与摇滚团体——这些清单是列不完的。这些音乐活动需要有强大的合作性，因为作品价值的完整性需要每个人做出贡献。节奏、旋律与和谐的元素需要结合团体的努力来产生有条理的层次与结构。

虽然社会整合可被视为日常生活所产生的自然副产品，但对许多需要接受音乐治疗的人而言，其社会互动却是困难的或是有所限制的。举例来说，有情绪障碍的人可能会表现出退缩或攻击的行为，如此可能会阻碍其适当的社会化。一些高龄者希望有机会获取友谊，但也许没有体力或资源投入社区。促进社会互动在音乐治疗上是一个重要的目标。

美国学者加斯顿与西尔斯皆是音乐治疗领域发展早期的领导者，他们皆注意到了音乐在社会整合上的价值。根据加斯顿所言，音乐的帮助在于建立或再建立人际关系。因为音乐活动通常在团体中发生，适合的结构性音乐可以提供人与他人产生联结的经验。事实上，在音乐治疗训练中，增进社会化是一个共同的目标。

五、审美与娱乐功能

音乐的另一个功能是由梅里亚姆所提出的审美。这个审美就是对美好事物的鉴赏。有哲学家认为，审美对象的价值源自它本身成为美好事物时的内在价值，更甚于它实际上的使用价值。因此，当梅里亚姆谈论音乐审美的功能时，他认为内在美好与有价值的音乐能够使文化更丰富。

有人将音乐当成娱乐是因为音乐具有娱乐性与转移性。音乐可以是娱乐的，而不是一直被当成有价值的艺术品，音乐能帮助人们忘却每天生活中的忧虑。举例来说，在医生办公室中或是在电梯中等待的时候，通常我们会听音乐来消磨时间。在类似的情境中，也有一些人弹奏吉他或钢琴，其目的是获得乐趣或是取悦他人。在这些例子中，音乐的演奏有些有艺术上的价值，有些可能没有。

有些作品的审美性更甚于其娱乐性。举例来说，勋伯格的乐曲《华沙幸存者》叙述一名囚犯在集中营中的回忆。这首强而有力的乐曲绝非只有娱乐性，这首乐曲所呈现给聆听者的是历史中现实存在的丑陋行为，而不是作为娱乐之用。当聆听者发现其内容是讲述纳粹士兵的暴行时，他们会感到焦虑。除了会唤起聆听者悲伤与焦虑的感受之外，这首乐曲在审美价值方面是一个富有深远意义的艺术品。只要人们继续追寻和平共存的方式，那么它将持续表达出关于人类行为的重要信息。

有些时候，音乐有审美上的价值，但也可能是有娱乐性的。举例来说，莫扎特的歌剧《魔笛》的确是有艺术价值的作品。在这一伟大的歌剧曲目中展现了出色的合唱与旋律的配置，聆听者可以发现在这一作品中，象征意义是关于手足之情与一个美好的世界。同时，在歌剧中丰富的舞台布景、滑稽的服装与喜剧的元素是有趣且具娱乐效果的。

六、教育功能

①健全大脑的作用。音乐艺术对促进大脑健康发育、保持大脑健康、全面开发大脑的潜能等方面有积极的作用。如视奏，两眼要看谱，两手十指要有不同的动作，两耳要校正音准、节奏、速度与力度，大脑要分析处理乐谱，在瞬间取得动作的协调与统一。

②健康心理的作用。音乐艺术对聆听者的心理健康有着重要的意义和积极的作用。音乐能培养人的感知、想象、直觉和思维能力，能培养人的情感体验能力、情感调节能力和情感传递能力。

③和谐人际关系的作用。由于人是社会群居的，天然地倾向于同社会、同他人取得和谐关系，而音乐是人与社会、与他人进行沟通和交流的方式之一。

第二节　音乐治疗的概念与原理

一、音乐治疗的概念

音乐治疗是什么？这个问题经常被问到，被一些没有音乐基础的人问到，也被一些经过大量音乐训练的音乐家问到。相对来说，音乐治疗这门学科尚在起步与成长阶段，因此许多人对于这门独特的学科仍少有了解。

在音乐治疗中，"音乐"这个词被用于描述应用的某种特定的媒介。音乐被当作治疗性的媒介，它在治疗上最理想的用处以治疗师在使用上的适切性为基础。音乐并非万灵丹，举例来说，如果我们给予患有脑性麻痹或是忧郁症的人们一张音乐唱片或是音乐会的门票，那可能会发生什么事呢？因为喜爱音乐会，这些人可能会变得更喜欢音乐，甚至会感受到心情上短暂的转换。然而，这些音乐上的经验不能使他们在生理或是情绪上显著与持续改善。这种非正式的音乐是人们每天都可以为自己准备的音乐，并不会使人们考量到健康问题背后的潜在因素，也不会使人们运用到经过妥善验证的理论和技巧。音乐被当成一种治疗性的工具，取决于治疗者的技巧与知识。

作者根据自己的研究和临床实践经验，将音乐治疗的特性总结如下。

①音乐治疗过程的系统性。音乐治疗是由多个紧密联系的步骤和阶段构成的有机整体，而不是零散的、孤立的干预。音乐治疗师需要了解治疗对象的生理与心理特点、家庭社会支持系统、音乐爱好及音乐能力等，从而制订具有针对性的长期和短期治疗的目标与治疗计划，实施适宜的音乐治疗干预，同时运

用相应的评估工具进行效果评价。

②音乐治疗方法的多样性。音乐治疗除了聆听、歌唱、演奏等常见方法外，还包括歌（乐）曲改编、身体打击乐、音乐心理剧等方法，有些方法已经发展成独立的体系或流派（如音乐心理剧等）。在临床实践中，音乐治疗方法的使用存在特殊性与交融性，这取决于治疗对象的功能状态、治疗师的风格特点以及音乐治疗目标等方面的因素。

③音乐治疗师的专业性。音乐治疗师不仅应具备专业的音乐基础知识、演唱演奏技能等音乐素养，也应具备医学、心理学等专业素养，还应具有出色的领导能力、灵活的应变能力、稳定的人格特征、健康的心理状态以及真诚、可信、良好的价值观。

④音乐治疗对象的广泛性。音乐治疗的目标是促使音乐治疗对象保持健康，而健康不仅指没有躯体上的疾病，还指生理、心理和社会功能日臻完善的状态。因此音乐治疗的对象非常广泛，不仅包括受躯体疾病困扰的病人，还包括在情绪、认知、交流等方面有改善需求的群体。

⑤音乐治疗关系的特殊性。在音乐治疗中，治疗师设计的音乐活动以及营造的音乐环境是为了帮助治疗对象内省和成长，提升治疗对象的健康水平的，而不是为了培养治疗对象的某项音乐技能，也不是为了向治疗对象展示高超的音乐水平。因此，音乐治疗师与治疗对象之间是平等、尊重、接纳的治疗关系，不是音乐教育中的师生关系，也不是音乐表演中的音乐家与听（观）众的关系。

音乐治疗的概念随着音乐治疗的发展而不断完善。音乐治疗的概念虽然描述各有不同，但其基本理念都是一致的，即音乐治疗是与人类健康相关的一个领域。结合音乐治疗的特点，参考之前的观点，作者将音乐治疗的概念进行如下界定：音乐治疗是音乐治疗师利用音乐元素达到治疗的目标，包括重建、维持以及促进音乐治疗对象生理、心理的健康。音乐治疗师针对个人的特殊情况，制订音乐治疗的计划，通过各类音乐活动，如唱歌、乐器弹奏、节奏训练、音乐游戏、音乐聆听、即兴演奏等，配合心理治疗等多种方法的运用来帮助和治疗有需要的人。

二、音乐治疗的原理

（一）重视来访者在音乐治疗中的体验

"欣赏音乐"是很多音乐治疗来访者进行治疗的主要动机。这个认识是音乐为中心的治疗方法的一个核心出发点。不论是一名被钢琴所吸引的自闭症儿童，是一群一起创作说唱歌曲的问题青少年，还是一位吟唱其年轻时代歌曲的患阿尔茨海默病的老年女士，这些来访者的主要动机肯定就是对音乐的参与，而不是去完成某些非音乐的目标。在这些例子中，来访者参与音乐活动的动机和人们参与非临床音乐活动时的动机并没有什么区别。

当然，也有很多音乐治疗来访者参与音乐治疗是为了达成非音乐的目标，还有一些音乐治疗是为了配合其他如临终关怀等实践形式才被实施的，故这种音乐治疗的主要目的可能不在音乐领域中。这确实是个无法辩驳的事实。但是，对于那些参加音乐治疗主要是为了参与音乐的来访者而言，音乐为中心的立场可能是最为合适的。

这并不是说音乐治疗师应该不加批判地接受来访者对他们自己病症的认识。来访者把参与音乐作为音乐治疗的主要目的也可能反映了来访者自己的一些局限。如有妄想症状的人，他们不觉得自己有一定要去接受精神科治疗的严重问题，他们把音乐治疗当成音乐课，把他们的治疗师当作音乐教师。对于一些人来说，较为完整地使用音乐为中心的立场在临床上是可行的，而对于另一些人来说，这种立场是不可行的。实际上，音乐治疗师需要做的一件很重要的事就是描述来访者需要得到治疗性关注的那些问题。每一位治疗师都有责任将来访者看待音乐治疗目的的视角融入自己的临床视角中。这也是为什么音乐治疗师必须根据每一位来访者的情况个性化地调节音乐和治疗之间的比重，以便更好地为来访者服务。

当然，作为音乐治疗师来说，其完全采用音乐为中心的视角而不结合其他形式的实践也是可行的。这可能会比较适合那些能够和治疗师讨论治疗方法和过程的来访者，这样他们就能决定这种音乐为中心的框架是否和他们的个人目标相符。

（二）音乐目标就是临床目标

当纯粹的音乐临床目标与来访者的需要相吻合时，这种目标即可行，不管治疗师是从来访者直接的表达中得知的，还是从来访者的动作和表情中间接捕捉到的。这其中能反映出治疗师对来访者在临床体验方面的看法的一种尊重，也同时给予来访者一定的空间，以便能满足他们的一些偏好。对于那些不能直接表达自己偏好的来访者而言，音乐治疗师需要运用个人的经验和知识来判断来访者的动机是不是主要在参与音乐活动上。

从音乐为中心的角度来看，通过纯粹的音乐语言来陈述临床目标是可行的。这并不是否认来访者在非音乐领域会得到改善，更不是否认这些非音乐的改变有时会成为音乐治疗师的主要关注点。这仅仅是说，当某人以相对纯粹的音乐为中心的方式进行实践时，他就是在尝试增强来访者的音乐表达和体验。在其他领域的改变会经常作为二级产物附于主要关注点，也就是来访者的音乐能力上。尽管我们很高兴看到这些改变，但是这些改变只是伴生的，并不是音乐治疗的主要价值。

这种思维方式的出发点是，音乐给人类生活带来的改变是独特且必要的，所以音乐治疗为人们提供经过特殊设计的治疗方法也是必要的。这也把音乐治疗与音乐表演或是音乐教育区别开来。从这个角度来说，音乐治疗可以被看作在创造一种特殊的场合。

在这种视角下，让人们以一种能丰富其生命的方式与音乐和音乐体验产生连接就是最主要的临床目标。在这之中，他们的人格结构、和他人接触的模式、生命的意义感、表达自己的能力、自我意象等都有可能会发生改变，这些是音乐体验的二级结果。音乐治疗干预的靶点是来访者音乐化的演绎、感受、思考以及存在，其干预的工具也是音乐。这种干预效果可以辐射到一个人的存在中，但具体辐射到的部分是由音乐的类型、治疗师演奏的方式、来访者之前的经验、来访者的音乐喜好以及来访者存在的问题等因素所决定的。音乐治疗师在其中的作用是根据来访者的需要建立音乐体验以应对这些需要。

（三）治疗的主要关注点是增加来访者在音乐中的投入

音乐治疗来访者在参与音乐治疗时需要同时展现其接收与表达的能力。这就是说，他们不仅听音乐，还演奏音乐，而且在演奏音乐时，他们也在聆听。演奏和聆听音乐两者都可以成为可行的临床关注点。接受式的音乐敏感度在很多治疗手段中都被高度关注，如音乐引导想象（GIM），但是一些来访者需积极投入音乐演奏的治疗模型中，如鲁道夫－罗宾斯音乐治疗。

不管我们关注的是来访者接受方面还是表达方面的音乐性，在音乐为中心的治疗方法中，临床过程和音乐过程都存在着一致性。因为音乐过程本身就是临床过程，所以从这个角度出发，有时临床互动从纯粹的音乐意义上来看本身就可以成为有意义的临床事件，而治疗师的主要关注点就是通过各种策略来深化与区别来访者的音乐体验。治疗效果就蕴含在多样、复杂、深邃、瑰丽、奇特、自发且真诚的音乐表达中。这些在音乐中的体验能帮助个人构建更完善的自我。

（四）个人发展过程和音乐发展过程是统合的

根据音乐为中心思想，我们没有必要把临床干预方针先用语言详细说明，然后再转译成音乐。与之相反，整体的临床过程可以被容纳在治疗师的音乐思维当中。因为在临床方针指导下的音乐演奏本身就存在着内在的临床价值，所以我们没有必要为了一段音乐体验而离开音乐的思维范畴。任何音乐的发展过程都变成来访者个人的发展过程，所以其中音乐元素的变化，如节拍的转换、旋律的变化、表情的介入以及节奏律动等同时是来访者的个人体验。

布鲁夏从音乐治疗对来访者影响种类的层面上研究了该问题。他把音乐心理治疗分为两种，一种治疗的目的是引起体验的改变，或者说是蜕变式治疗；另一种治疗的目的是引起能用语言形容的知觉的改变，或者说是领悟式治疗。在音乐为中心心理治疗中，音乐体验本身就具有完整的蜕变性治疗功效，因为音乐治疗过程实际上就是来访者的个人过程，而且过程和结果是密不可分的。

从来访者的角度而言，其对音乐产生强烈认同的体验并不是临床目标的副产品，也没有干扰临床目标。这实际上代表了临床目标，对人类意识边界的扩大可以引领人们通往那些唯独在音乐中才能获得的新鲜体验。从某种程度上来说，来访者变成音乐，所有刻画音乐调性、音色以及节奏的动态过程都等待他们去体验。举例来说，肢体残疾的来访者能体会到运动的感觉，情感局促的来访者能感受到流淌在和弦之间多彩的音乐情感表达，怯懦的来访者通过激昂的旋律和强有力的节奏能感受到勇敢，封闭的来访者能通过节奏的律动和他人相连。不管是通过主动式的即兴演奏还是接受式的音乐聆听，所有的来访者都能感受到蕴含在他们音乐发展中那蜕变的潜质。

尽管雷科特和斯特里特等批评了音乐为中心治疗师强调音乐融合过程中的临床价值的做法，但是音乐为中心立场的这种做法有着清晰的理由。例如，在鲁道夫－罗宾斯的音乐治疗中，把治疗师和来访者一同创造的音乐理解为一种统一化的整体是非常重要的。治疗师努力去维护来访者和音乐的连接，并不断地调整音乐，以确保音乐的性质是探测在来访者身上发生的事的一个可靠的信息来源。因为这段音乐之所以变成这样的形式是因为来访者也在运用他的能力参与其中，不管这种参与是主动式的还是体验式的。

在音乐为中心音乐治疗中，音乐的细节特别重要，这是因为音乐过程就是个人的过程。理解这种音乐便可以领悟来访者的临床体验，尤其是对于那些不能表达出自己的体验感受的来访者来说。而且，重要的是这种领悟不需要让来访者以任何特定的方法来描述自己的体验感受就可以达成。

（五）参与音乐的内在奖励

在音乐为中心治疗中，音乐不是其他行为的诱导剂，也不是从思想中挖掘感悟的手段。与之相反，其着眼的是音乐体验中的内在奖励，是它们提供了来访者对于音乐进行体验的动机。在此我们要重点强调音乐体验的创造性、表达性、审美性、集体性以及超个人性五个维度。这些音乐体验中的维度在非临床领域中增进着人类的幸福感，并提供给那些参与其中的人以生活的意义和目标。而且它们对于创建以音乐体验为其核心部分的身份认同感是不可或缺的。这些体验必须通过特别的方式才能在音乐中获得，而对于很多来访者来说，音乐治疗是获得这些体验的唯一途径。

1. 创造性维度

对来访者创造力的刺激在音乐为中心治疗方法中必不可少。创造代表着一种对于生活的投入，它能抵消诸如抑郁和绝望等负面情绪，而这些情绪会使人们减少对于生活的投入。对于"创造力"和"创造"之间联系的探讨或许可以帮助解释其中的原因。

追根溯源，我们所有的创造性活动从原型上来讲都包含着对这个世界及存在于世界间的自己的创造。所以简单来说，我们去迎接创造和创造性活动的到来，就是去迎接生命的来临。反之，因过激的情感需求所产生的症状，如抑郁、孤立甚至自杀倾向则可以被视作对生命的拒绝。从这个视角来看，心理健康与生理健康是不可分割的，由抑郁导致的自杀行为就是一个明显的例子。对于在这种严重问题中挣扎的人来说，他们为维护和发展生命所做的努力已快要被负面情绪所淹没，而对创造性活动的兴趣就是这种健康部分的残留。投身于创造性的活动，特别是音乐，是有治疗效果的，因为音乐能使人们发展出喜迎创造，以至于喜迎生命本身的能力。

在音乐为中心治疗方法中，有很多途径可以刺激创造性过程的产生，如聆听或演奏音乐、即兴创作音乐等。但是以上体验的共同点是，其蕴含的治疗价值是由来访者的创造能力在有意识的音乐治疗中被激活、投入以及引导的程度来决定的。尽管其他音乐治疗理论可能会把对创造力的激活看作一种在其他非音乐领域产生治疗效果的手段，但音乐为中心治疗方法认为对创造力的激活本身就是一个可行的临床关注点，因为其中包含着能提升生命质量的元素。

2. 表达性维度

表达性维度使我们与人类情感联系得更加紧密。音乐治疗方法经常会假设音乐能表达来访者那些因恐惧被压抑或者仍藏在潜意识里的感受和情绪。音乐能促使来访者展现他们现在的感受，不管这些感受是有意识的还是在潜意识中的。

这么看来，很多精神分析音乐治疗中的元素是与美学中某些传统的表达理论一脉相承的，这些理论讨论了音乐和情绪之间的关系。这些理论的所有形式都是以下这个概念的变体，即音乐的功能是激发人表达自己所经历过的感觉、心境以及情绪。这么一来，作曲家就要寻找合适的声音形式来表达他们的经历，而当听众和乐手聆听或演奏这种声音形式时，他们就会体验到作曲家当初的情感。

心理动力学派的音乐治疗强调，音乐的主要角色是表达人们意识或潜意识中的情感或是把它们符号化。因此，音乐与临床实践相关性最大的元素就是其中所蕴含的个人情感。音乐治疗在音乐与情绪关系上的传统观点与这种表达理论的共同点是，两种视角都认为音乐的主要意义是非音乐的情绪体验。

但这种表达理论意味着赋予音乐价值的元素是从作曲家传达给听众的体验，而它与音乐本身是割裂的。音乐变成了用于勾起听众非音乐体验的纯粹工具，这一点是该理论的根本问题。这意味着在音乐之中存在着一种可以独立于音乐而存在的体验，因为作曲家在表达此体验前已经拥有了它，或者是在它之前就以非音乐的形式存在于潜意识中。这种论断是有问题的，因为它意味着人们不是为了听音乐的实际体验去听音乐，而是为了其中所蕴含的情感信息。这似乎与大多数人对于音乐的体验并不相符。从音乐为中心的视角出发，任何削减真实音乐体验意义的观点都不足以解释音乐治疗。在上面的观点中，音乐被还原为一种纯粹的手段和传递信息的工具，而不是因其固有的内在性质被使用。因此，在音乐为中心的视角中，我们需要一个能更客观地看待音乐和人类情感关系的理论。

彼得·基维作为一位音乐美学家力图保护音乐中情感的地位，但是他在某种意义上并未拘泥于不准确的表达理论之中。基维很关注"表达"和"表现形式"之间的哲学区别。在他的著作中有一幅圣伯纳犬的画像。基维发现，他自己紧握的拳头直接表达了他的愤怒，而圣伯纳犬的脸则只是难过的一种表现形式。当某人表达时，他一定是处在他所表达的那种情感状态中。当某物是一种表现形式时意味着该物在物理属性上与人在表达情感时的物理属性有着密切的关系。因此，那只圣伯纳犬的面部特征之所以是难过的表现形式是因为它和人类伤心时的面部表情看起来很类似，并不代表那只狗真的感到伤心。

基维表示，音乐既可以表达感情，也可以成为感情的表现形式。当音乐成为某种感情的表现形式时，像悲伤这样的特征便是音乐的一种性质，而不是音乐对听众所施加的影响。音乐为中心理论认为，音乐有时有表达情感的作用，但是该理论也承认，音乐在音乐治疗中往往被用作情感的表现形式。在鲁道夫－罗宾斯的治疗方法中，治疗师对音乐的运用非常符合这一点。

出于多种原因，为多种多样的情绪和感受创造其音乐表现形式是具有内在治愈性的。这意味着人们可以通过一种更疏离的方式来获得情绪体验，而不用真的因为某种具体的内部原因而体验到这种情绪。创造以及沉浸于能表现如悲伤、愤怒、爱或亲密的音乐中能为人们带来充实的情绪体验，而对于这些人来说，如果让他们真正体会到这些情绪可能会引发一系列的问题。

所以，音乐治疗中的音乐可以在不直接表达某个特定的人在特定的时刻拥有特定的情绪的前提下与人类的情感连接。它是人类情感的普遍形态。当我们把来访者领入由作为情感表现形式的音乐所构建的丰富体验中时，我们可以通过给予他们普遍层面的人类情绪体验使他们变成更完整的人。这与音乐的自我表达特征可以起到互补的作用。而且，对于那些经历过有问题的情绪体验的人来说，体验在音乐中的情绪表现形式能帮助他们适应人类情感体验，而且因为这种体验并不关乎与具体事件相关的个别情感体验，所以它并不会那么令来访者生畏。

3. 审美性维度

音乐为中心思想将审美体验视作一种人类必需的心理需要。当我们对人类活动足够了解后就会发现，审美体验是一种能产生很强烈动机的需要。我们与我们生命中的美产生共鸣，而且对于创造和体验美的需要给了我们动力来构建能孕育美的环境。音乐为中心思想认为，音乐治疗中音乐的审美特质并不等同于临床过程，但是对临床过程来说是必要的。

音乐的审美特质与音乐的很多其他特质都有着密切的关系，如音乐所表现出的微妙性、表达性、坚定性、简单性、复杂性、美、神圣、统一、节奏凝聚力以及韧性等。如果能满足来访者的需要，以上元素都可以成为合理的治疗目标。举例来说，在团体即兴演奏中，创造具有审美价值的音乐肯定离不开小组成员的互相聆听以及对其他人的音乐做出恰当反应。对于一群患有多动症的儿童来说，这可以引领其社交方面的非音乐目标的实现，如倾听他人以及冲动控制。但是，正如之前所述，我们的临床目标是创造整齐的团体合奏，而冲动控制能力的增强是音乐创造，也就是主要临床目标的二级结果。因为治疗师的关注点是制造富有审美价值的音乐，而不是从社交角度来控制来访者的行为，所以治疗过程的主要关注点就不在可能引发不良动力关系的社交行为控制上。反之，治疗师和来访者作为协作的音乐家，一起为一个共同的音乐产物做贡献。

以上并不是说音乐为中心实践最主要的关注点就是创造审美价值高的音乐，或者说审美维度凌驾于任何其他包括交流和表达等的音乐体验维度之上。这只是说，在音乐治疗中，音乐的质量是特别重要的，它有时可以作为提升音乐治疗中其他方面体验的工具，而有时其本身就是目的。归根结底，非临床领域音乐家的根本动力就是创造具有审美价值的音乐。音乐为中心实践认为，接受音乐治疗服务的人们和那些活跃在非临床领域的人们一样，也同样有体验音乐之美的需要。

4. 集体性维度

集体创造音乐能带给人们的是一种融入比他们自身更广大的存在的感觉。归属感是一种关键的人类需要，也是完善的自我身份的重要组成部分。对大多数人来说，成为家庭、宗教、宗族、民族以及国家的一员就已经能满足这种需要了。然而，很多音乐治疗来访者是被孤立的，如精神病人、自闭症儿童、艾滋病患者、孤寡老人、中风患者等。因此，他们对集体体验的需要也随之加大，但他们的身体障碍又使这些体验的实现变得更艰难。

音乐的集体维度有两个方面：一个与社会交际关系更近，并不是音乐所特有的；另一个与一种音乐独有的"共睦态体验"关系甚密。因为种种因素的限制，音乐治疗来访者通常没有太多以建设性的方式与他人良好相处的机会，不管这来访者是收容机构里的老年人、难以进行语言交流的自闭症少年还是几乎不出家门的精神分裂症患者。一起创作音乐为他们创造了一个难得的甚至是唯一的机会，使他们能和他人一起投入有意义且具有建设性的活动之中。对于这些人来说，团体音乐演奏本身可能就很有价值。这是因为一起创作音乐需要人们跨越自身的孤独感，而孤独感恰恰是许多病症的重要特征。

共睦态体验超越了单纯的与他人在一起的体验，是一种体验社会关系的特殊方式。某些特定种类的社交过程，如红白喜事等仪式会使参与者之间产生一种特殊的同志之情，这就是维克多·特纳所提出的"共睦态"。特纳认为，对于个人和集体来说，社会生活是一种辩证的过程，存在着各种连续性的体验，如从高昂到低迷、从同质到异质以及从平等到不平等。个人的生活包括了在结构和共睦态之间的切换，也包括了在静态和动态之间的转变。

特纳解释，在文化上，共睦态的对立面是对结构的强调，自发式的共睦态蕴含着丰富的情感，而且其中大部分是积极的。而结构中的人生充满着各种客观上的困难：必须做很多决定，需要为集体的利益做出牺牲，以及一些人必须要付出个人代价去克服的生理上和社会中的困难。对于这种情况，自发式的共睦态似乎有种"魔力"。从主观上来说，其中存在着无限的力量，如果在结构中的人不能定期地在共睦态中充电的话，结构化的事务就会迅速地变得枯燥且机械。

共睦态感是生命意义中很重要的组成部分。很多人类活动都可以产生这种感觉，包括仪式、体育以及宗教活动等。然而，由于种种原因，很多音乐治疗来访者参与社会活动的能力被大大限制，音乐治疗可能成为他们体验共睦态的唯一机会，至少肯定是他们体验音乐共睦态的主要场所。而且，不管是在普通的时刻，还是在很多音乐治疗来访者身处的逐渐恶化的境地中，这一点都非常重要。其中一个原因是，音乐以及音乐体验在创造、维持和增进人的自我意识的过程中始终充当着重要角色。

音乐为中心思想认为，与其他人合奏是一种制造共睦态的主要方式，而且音乐共睦态可以用其特别的方式从多个方面使参与其中的人们受益。音乐共睦态如此强有力的一个原因是，它可以同时作用于多个体验层次：为集体奉献，标志着利他性；超个人和沉醉投入的体验，标志着宗教性；一群人一起精密地合作，标志着技巧性；集体一起创造美的事物，标志着审美性；和他人一起共同得到愉悦体验，标志着体育性。音乐共睦态可以如此强有力是因为它可以同时通过多种渠道作用于人类，而其他能让人感觉共睦态的人类活动形式经常只能涵盖其中的一种渠道。这就可以解释为什么一起体验音乐共睦态的人们之间会发展出如此强的纽带，同时也可以解释为什么这种体验可以成为音乐治疗师的重要工具。

正因为共睦态对于人类发展具有重要性，建立共睦态本身就可以成为合理的临床关注点。又因为它能使人产生强大的动机，所以它也可以成为实现其他临床目标的工具。两位音乐治疗师与一位名为劳埃德的发育迟缓男士运用通俗音乐元素进行临床实践。劳埃德认为，由他自己和两位治疗师组成的摇滚乐队既促使他更加投入社交，又同时增强了他的自我意识。

在治疗的最后，探索、冒险、自发以及对不可预知的情绪领域的探索都成为这个乐队的一部分，加入乐队对自己的定义中。因此，劳埃德稳定、安全、自我意识增强以及连续性的体验同时又具有着变化、新奇以及不可预测的性质。当乐队本身对劳埃德来说变成了存在个人意义的体验时，他便开始内化其中的价值以及乐队存在的方式，特别是那些冲击他的症状的体验。通过他对这个乐队的认同，我们希望在他心中建立一种新的自我意识，以便促进他的健康，增进他的社会和心理功能。他对集体体验的基本需要帮助他克服了恐惧的情绪。

就像音乐治疗师的身份与他们的临床及非临床音乐体验经历有关一样，音乐治疗来访者在构建其身份的过程中也会受到他们的音乐体验及这些体验所组成的关系的影响。因为音乐共睦态的力量可以如此之强，所以它具有深层地改变自我形象的能力，而且这些改变也会展现在人在外部世界的行动中。

5.超个人性维度

尽管在我们刚刚讨论过的四个音乐体验的维度，也就是创造性、表达性、审美性以及集体性维度中都可能存在着超个人性的成分，但是音乐治疗实践中还存在其他并不能被归入这些范畴中的超个人性维度。音乐创造了一系列的超个人性体验，其中包括了超越个人存在的或者对意识和知觉造成重要改变的体验。就像在共睦态领域中那样，这种体验在音乐，特别是在音乐治疗背景下的性质也同样是一个需要经过实证研究的问题。我们相信，这些类别中的每一个都有其在音乐中的特别表现，而这些也是被音乐治疗师所运用的，并试图在每天的工作中和来访者一起创造的。

很多音乐治疗的来访者体验到的世界与正常人体验到的相距甚远，这些人包括自闭症儿童、处在昏迷状态的病人以及罹患严重精神分裂症的人等。音乐互动可以创造出一个使音乐治疗师和这些人产生交汇的场所，而这可能会成为这些人唯一和他人建立联系的方式。对于这些被大家认为不可能与他人创建有意义的连接的人们来说，音乐可以为其创造一个可供其与他人发生接触的体验世界。实际上，有历史研究结果显示，鲁道夫－罗宾斯早期关于建立来访者音乐世界的讨论就已经涉及音乐的这种作用。

如果某人相信灵魂的存在，他也很自然地会相信存在能使灵魂在其中互相发生联系的超个人性领域。与这种明显带有灵性或神秘主义色彩的观点相反，当我们套用一种更加心理学化的理论框架时，我们便可以着眼于人类体验的各种维度，这也是在当前的讨论中我们经常援引的视角。通过音乐，人们可以感知到他人的存在，并以一种只在音乐中存在的方式与其产生互动。音乐变成了一种在人们之间建立交汇的工具。因为音乐能在其他领域都不适用的情况下提供一种替代的体验领域，以供人类意识存在其中。这种音乐性的交汇本身就可以成为一个正当的临床目标，而并不需要被重新定义为为达成某种其他目的的工具，尽管这种经由音乐的超个人连接经常会起到其他方面的作用。例如，安斯德尔描述的达格玛·格斯托夫与一个身处昏迷状态的病人的工作案例。在这个案例中，两人在音乐中的交汇成为"一种对重生的呼唤"。音乐性的交汇在此达成一个最重大的非音乐应用：它拯救了一个人的生命。尽管很多和这个例子中相似的音乐交汇并没有产生这么重大的影响，因为一些来访者由于种种原因被孤立在其生活的世界中，所以音乐为中心的理论框架也把这种通过音乐体验的超个人性维度产生的交汇视为一种合理且本身就存在价值的临床目标。

（六）对音乐过程的体验本身就是治疗

尽管不只有音乐为中心思想关注临床过程与体验，但是它的这种关注有其独特的维度，因为从某种意义上说，音乐过程本身就是治疗。在以领悟为导向的治疗形式中，临床成果包含在对那些原来隐藏在潜意识中的想法和感情的知觉中；在行为主义的音乐治疗中，临床成果以新行为的形式体现。与其相反，在音乐为中心思想中，来访者的成果不是一种在治疗结束后相较于原来的新状态，而是一种逐渐显现在临床过程中，并蕴藏其间的事物。来访者在音乐治疗中的表现就是临床成果。如果我们将一个人的成长或是进步理解为其人格或其应对世界方式的改变的话，那么音乐为中心音乐治疗的目标并不一定是临床成果。反之，发掘那些有可能只显现在音乐治疗过程中的潜在技能、能力、功能和体验本身则是我们的目标。

音乐功能就是有价值的临床关注点，不需要通过其在非音乐领域或音乐治疗室之外的泛化来赋予其正当性，因为音乐治疗不管是接受式的还是主动式的，都被认为是一种自身就存在价值的治疗性活动。鲁道夫－罗宾斯的音乐治疗和音乐引导想象（GIM）两种音乐治疗模型都建立在音乐为中心的基础上，两者在实施方式上却大相径庭：一个强调主动式的音乐体验，另一个完全发生于接受式的体验之中。然而，两者却都可以通过音乐为中心的方式进行实践的这个现象揭示了音乐为中心思想并不局限于某一种特定的模型、某一种使用音乐的方法或是某一种功能层次的来访者。尽管鲁道夫－罗宾斯的方法非常强调来访者主动式的音乐演奏，但是很多时候来访者接受式的音乐能力也会成为关注的焦点。聆听有时是主动演奏的一部分，有时聆听是独立的，音乐演奏出来就是为了让来访者聆听。

尽管在音乐治疗中，主动式的音乐能力非常重要，但是对接受式的音乐能力的激活也同等重要。当来访者存在着阻挡其接受各种人类体验的内部障碍时，来访者能允许他自己在治疗中体验到的事情实际上和他能做的事情一样重要。在某些时候，治疗师能给予来访者最好的就是一段动人的人类体验。

（七）音乐特质指导临床干预

在音乐为中心的工作中，临床干预的呈现方式就是依照来访者和治疗情境的不同特点来定制音乐体验。因此，治疗方法的个人化对于音乐治疗的体验是至关重要的。以上的看法是"音乐和个人过程紧密相关"这个观点的衍生。因为音乐的特征能如此精准地定义来访者的临床过程，且从某种意义上说，其本身就是临床过程。所以从治疗师的角度来说，根据来访者的需要和表达来调整和演绎音乐是至关重要的。这就是为什么音乐为中心理论的研究者会如此仔细地分析临床音乐，并且把音乐和临床过程的联系放在如此重要的位置上。

尽管音乐过程不需要用非音乐的方式来解读，但是能够用语言来解释音乐治疗过程仍然是很重要的。这种重要性凸显在很多方面：当与来访者和其家属进行交流时，当进行学术交流，如撰写文章或者做学术报告时，在向能影响音乐治疗工作开展的政府或管理部门解释音乐治疗时。存在用语言描述音乐治疗过程的事实并不意味着音乐治疗过程不是以音乐为基础的。这只意味着我们对音乐治疗要有更多的宣传意识，而且我们要意识到，我们对音乐治疗过程和目标的语言性描述并不是其现象本身。我们不应该在无意中把音乐治疗过程的性质和与他人谈论这种性质的手段混为一谈。

临床音乐的灵感有很多的源头，而且也有不同的使用目的：反映来访者外露或隐藏的情感、体现来访者整体的人格特点或对世界的态度、呼应来访者的肢体动作、巩固来访者的音乐表达、细腻来访者的音乐表达、在对音乐的共同创造中与来访者相连接、鼓励来访者积极克服障碍。然而，干预的成功与否是由个别化的音乐选择所决定的。决定一个干预或策略是否成功的是音乐的客观性质。

这种信念体现在鲁道夫－罗宾斯音乐治疗中。例如，来访者和治疗师的临床即兴音乐中的细节被给予了很大的关注。无论是在和弦中还是在旋律中，不同音程会传达不同的紧张度和松弛度，这个原理是该治疗方法的基础。在不同的背景下，我们体验音程的方式可能会不同。比如，同样的音程在五声音阶和全音音阶中传递的感觉会不同，但是这并不代表音程没有它本身的特性，就像一个字在不同的上下文背景中会代表不同的意思，字本身也有其具体的含义。

音乐的主观和客观性质一直以来都是充满争议的话题，不是所有的音乐为中心治疗师都能就这个问题达成一致。有些人可能会认为，音乐上的紧张和松弛属于音乐的性质，而有些人会把它看作因为音乐刺激而产生的心理现象；有些人会认为这种现象是纯粹超越文化的，而其他人觉得这和文化有关。但无论如何，音乐的具体性质和临床干预存在相关性这一点都是适用的。

同样，这一点不仅同时适用于即兴的和预先谱写好的音乐，也同时适用于接受式和主动式的音乐治疗方法。很明显，在即兴式的音乐治疗中，治疗师在音乐元素的选择上有着很大的空间。介于中间的情况是治疗师演奏一首谱写好的音乐作品，但是在触键、音色、速度以及和弦的转位和性质方面加入自己的选择。即使是在对音乐录音的挑选过程中，治疗师也会融入自己的意图。如在音乐引导想象时，治疗师会有意识地挑选带有特定紧张和松弛模式的音乐。在以上的每种情况中，音乐的特性都是很重要的。演奏什么音乐很重要，如何演奏这段音乐也同样重要。音乐并不只是一个通用的"黑盒子"，不能无视来访者的需要和偏好以统一的方式加以运用，而且治疗师所做的音乐选择可以视为其治疗意图。

在即兴式的音乐治疗中，在弹每个音前都加以思索是不现实的，因为音乐过程时常在电光火石之间发生，而且即兴式的音乐治疗是一门不能被削减为一系列具体的固定规则的艺术。

（八）音乐是一种独立自主的治疗推动力

在不同形式的音乐治疗中，不管它们是不是音乐为中心的，音乐所承担的功能一般都通过治疗师去实施。这种情况在音乐心理治疗中存在，其中音乐可以被用于反映来访者的状态或对来访者产生滋养的作用；其也在音乐康复治疗中存在，其中音乐的节奏部分可以用于替换治疗师的指导语以促进肢体活动。

然而，音乐为中心的治疗中存在着一种特殊情况，在其中音乐承担了治疗师的部分角色。在这种形式的工作中，经过特别遴选的音乐内部动力和过程会被有意识地运用，以使治疗中的某些方面变得去个人化。如果不这样做，这些方面便有可能出现问题。当在治疗过程中出现的一些来访者的要求可以由音乐来满足时，治疗师和来访者之间的关系就可以继续为来访者提供帮助。当来访者面临音乐所提出的那些挑战时，治疗师和来访者之间的联系就可以被来访者所利用，很多时候完成了这些挑战就意味着来访者取得了显著的进步。不管是使用即兴音乐还是使用事先谱写好的乐曲，还是进行接受式或者主动式的音乐演奏，还是依照心理动力学或者音乐为中心的理论框架，我们都可以通过这种方式来运用音乐治疗的方法。

对于那些在运动功能或认知能力方面存在不足的来访者，治疗师可以有意识地挑选对来访者有挑战的乐曲。比如，我们可能会让一个过分活跃的孩子演奏一首慢节奏的乐曲，可能会让一个在注意力方面有缺陷或是在冲动控制方面存在问题的少年演奏一首包含休止符的乐曲。来访者必须克服其某些领域的局限才能以音乐所要求的方式来演奏某首曲子。因为我们的关注点在良好完成音乐作品所带来的内部满足感上，所以来访者面临的那些挑战便是由音乐提出的，而不是由治疗师提出的。

具有这种功能的不仅仅是特定的音乐作品，不同的音乐风格也具有它们不同的内在音乐挑战。例如，某些通俗音乐风格需要演奏者保持速度上的稳定才能创造出令人满意的愉悦体验，而这对一些运动功能或认知功能存在障碍的来访者来说，可能是非常具有挑战性的。来访者对于完成音乐的渴望能赐予他们克服困难的动力，而且这样也能规避当来访者觉得被治疗师过分要求或者治疗师给予其太大压力时可能会产生的不良治疗动力。

治疗师的即兴演奏水平在这里是至关重要的。举例来说，如果某治疗师和某来访者进行即兴演奏，而治疗师非常刻意且脱离背景地停止和开始演奏以锻炼来访者的冲动控制能力，那么演奏中的开始和停止便失去了音乐上承前启后的基础，音乐就变成由治疗师指挥和控制的事物，进而来访者也会成为相似的存在。这样很可能会导致来访者更强烈的抵抗情绪。但是当这种开始和停止有着音乐上的前提时，对来访者在运动、情绪以及注意力方面的要求在来访者看来就内含于音乐之中，而非源于治疗师的命令。要达成此状态，套用如爵士或者摇滚等合适的音乐风格有时是一种可行的办法，另一种方法是在治疗师和来访者之间创建一种在音乐和人际上合理的自发音乐形式，并同时在音乐中加入一些适宜于来访者的挑战。

这种对音乐的运用可以指导治疗师进行在治疗情境下的音乐即兴创作。例如，出于某种原因，某治疗师想去帮助来访者延长其参与音乐的时长，达到此目的的一种方式就是在或即兴或提前创作的音乐中不额外带有结束的意味。要演奏出这样的音乐，治疗师需要运用特定的和弦转位、伪终止式、上一句的结束音同时是下一句的起始音的旋律以及不结束在主音上的旋律主题等。用这种方式思考可以使治疗师直接按照他们的治疗策略来有针对性地运用音乐元素。

这种思想和工作方式并不只局限于主动式的音乐治疗手段中。在音乐引导想象中，音乐也被当作一种独立自主的存在，且有时会被用于克服某些治疗关系中出现的困难。音乐治疗师丽莎·莎莫讨论了纯粹音乐移情现象。在这种现象中，音乐承载了一些具有潜在问题的移情性投射，而如果不是音乐，这些投射就会被强加于治疗师身上。正因为音乐具有承担这种重要角色的功能，治疗师和来访者之间重要的同盟关系才得以保全，而其中所用的音乐作品的音乐材料之间的内部交互作用是解释此过程的关键。

（九）治疗中关注表演和音乐成果

出于多种原因，音乐为中心的音乐治疗师可能会发现他们自己活跃于某些超越传统心理治疗框架的活动中。因为他们在治疗内外对音乐的应用方式存在着连续性，所以某些非临床的音乐体验途径也可以被纳入治疗中。因此，音乐为中心的治疗师发现，在他们的临床工作中纳入音乐表演的元素经常是一种有效的治疗方式。

有时这种表演的场所在机构之内，带有私密性质，而另一些时候，表演场所会拓展至公共区域，而且治疗师可能会不参与演出。人类对音乐的欲求有时需要通过表演才能得到至高的满足。在非临床情境中，这是一种很常见的现象。

音乐为中心思想认为，人类存在着一种对音乐的诉求，它可以解释人类为什么被音乐吸引及人类为什么愿意在治疗情境下投入音乐，而它同时也可以赋予人们进行表演的欲望。尽管某些治疗师会把这种活动与他们的专业活动划清界限，但是另一些音乐治疗师已开始将他们的触角向公共领域拓展，并且为这种拓展建立了理论架构。帕夫列切维奇和安斯德尔对其中的要点进行了介绍。而且，音乐治疗过程的录像有时也会被公之于众。当然，有些录像可能源自真实的治疗过程，并搭配着用于解释治疗录像的文本，还有些录像可能是参考了真实治疗过程中发生的临床事件而再次创作出来的。

把临床音乐以及以临床过程为灵感的音乐带入公共领域反映了音乐是媒介的这个音乐为中心理念中的核心概念。当音乐成为达成非音乐目的的工具时，音乐就变成第二位的了。然而，当音乐是媒介时，有些在治疗中极为重要的临床意义是不能通过语言来传达的。音乐体验本身就是一种对它自己意义的传达。就像非临床音乐一样，它的意义和显著性就蕴含在声音之中，深藏在体验之内。而且，正因为音乐体验的本质是音乐体验而不是临床体验，所以我们在非临床音乐领域中的那些动机会同样地适用于临床音乐体验。

第三节 音乐治疗的源起与发展

一、音乐治疗的源起

大量的研究和实践表明，音乐可以起到促进身心健康、治疗疾病的作用。音乐对大脑的左右两个半球，对中枢神经的边缘系统以及与该系统有密切联系的视丘下部、大脑垂体、网状结构，进而对各种神经递质，都可以起到协调、平衡的调整作用。这些中枢神经系统的结构和内分泌调节着各个脏器的运转，包括循环系统、呼吸系统、消化系统、泌尿系统、生殖系统等。中枢神经系统许多结构的活动协调、正常、良好则全身各系统、各脏器的功能活动也就协调、正常、良好，整个机体的活动也就正常、良好。音乐对上述神经系统结构的功能具有积极的改善和促进作用，所以能够提高机体的健康水平，并能防治疾病。音乐对人的精神作用可以促进人的心身健康，那么音乐对人的身心疾病的预防和治疗作用经历着一个怎样的历程呢？

"治疗中的音乐"和"作为治疗的音乐"两个概念中所蕴含的不同含义与我们现在讨论的内容有着密切的关系。"作为治疗的音乐"一词是由保罗·鲁道夫和克莱夫·罗宾斯最先提出的。他们明确地展露其概念体系中的音乐为中心性。海伦·邦尼也运用了"作为治疗的音乐"一词，并把其奉为音乐治疗师的奋斗目标。

布鲁夏在对即兴式音乐治疗模型的研究中探讨了"作为治疗的音乐"和"治疗中的音乐"两个概念的区别。他指出，当作为治疗使用时，音乐是引起来访者治疗性改变的主要刺激物或反应媒介。"作为治疗的音乐"强调的是来访者与音乐的直接关系，辅以治疗师对此过程或关系在必要时的帮助。与之相对应的是，"治疗中的音乐"中的"音乐"并不是主要的或仅有的治疗元素。治疗性的改变主要发生在人际关系或其他治疗元素中，音乐只是起到促进这种改变的作用。

布鲁夏发现，所有他的研究所涉及的音乐治疗模型全都同时运用到了以上的两种方向，只是每种模型对两者的权重不同。这既反映了来访者有从非音乐方面的缺陷所衍生出的需要，如"语言干预对该来访者无效"，同时也反映了音乐体验本身就有治疗性，如"有时来访者可以直接通过音乐完成治疗性成长，且并不需要和治疗师通过语言来建立个人关系"。

"音乐为中心音乐治疗"这个概念的覆盖范围要大于"作为治疗的音乐"这一概念在刚被布鲁夏提出时的覆盖范围。布鲁夏的概念阐释了一些即兴式音乐治疗方法之间在实践上的区别，而"音乐为中心"这一概念是作为一个对理论、临床实践、知识传递以及科学研究有着潜在应用价值的术语被提出的。而且在治疗领域中，这个术语并不只包括即兴式音乐治疗。音乐引导想象（GIM）就是一个很典型的例子，其使用的是录制好的音乐。

总而言之，某人的治疗实践中的音乐为中心程度越高，他就越可能运用"作为治疗的音乐"。从这里我们可以看出，以上的这两个概念之间存在着很强的联系。

让我们考虑一下"音乐为中心"与"作为治疗的音乐"这两个标签下分别适合生成哪种类型的理论和见解。这个问题的答案有助于我们弄清这二者之间的概念性区别。举例来说，一个音乐治疗师希望仅仅通过给来访者听挑选好的录制音乐来提高他的免疫系统功能，进而改善他的身体健康状态。这是一个"作为治疗的音乐"的例子，因为除音乐聆听以外，治疗师没有给予来访者任何其他干预，而且来访者和音乐之间直接建立了联系。然而，其理念却和"音乐为中心"的理念背道而驰，因为它的临床原理是以一种非音乐的方式建立在生理学的层面上的，而"音乐为中心"的理念强调了音乐体验本身的重要性以及对治疗师介入的重视。

在布鲁夏最初的理论构想中，治疗的关注点并没有被当成区分"作为治疗的音乐"以及"治疗中的音乐"两个概念的标准加以强调。在他随后的文章中，这一态度得以改变，而他也将这些概念运用到音乐心理治疗领域中。布鲁夏进一步发展并精炼了这些概念。他按照从极端音乐化到极端言语化的顺序把不同的实践分成四级，每级之间有着明显的区别。这四级分别是，作为心理治疗的音乐、音乐为中心心理治疗、心理治疗中的音乐以及搭配音乐的心理治疗。他指出，"作为心理治疗的音乐"是一个纯粹的音乐过程，而在"音乐为中心心理治疗"中，音乐体验可以与语言相结合。在蜕变式治疗中，其音乐成果就是我们期望的治疗成果。可以看出，他显然把治疗的关注点当作一个有关的评判标准。此外，在蜕变式治疗中，音乐过程实际上就是来访者的个人过程，这种概念也被认为是本书主要介绍的音乐为中心音乐治疗的核心组成部分。

因此，本书中作者提出的音乐为中心视角的音乐治疗与布鲁夏后期的构想是一致的。在两种观点中，音乐都不只是来访者的一种主要反映途径，音乐表达和体验本身就是治疗师寻求的目的，而不仅仅是手段。

在音乐为中心音乐治疗中并不一定要通过语言对音乐或音乐体验进行分析或解读，但同时也不排斥这种做法。此外，音乐为中心的治疗师也可以把治疗关系作为一项重要媒介在治疗中使用，但这种做法也不是必需的。所以，尽管音乐为中心音乐治疗与作为心理治疗的音乐和音乐为中心心理治疗有着很强的概念联系，但是我们绝不能把它们画等号。广义范畴上的蜕变式治疗，也就是后面的这两层实践所属的领域与音乐为中心音乐治疗之间的关系如何？这暂且还是一个待解决的问题。

近年来，很多使用了"音乐为中心"的著作都关于音乐引导想象，如海伦·邦尼、瓦尔加等人的著作。这一术语在其他领域的应用包括：芭芭拉·海瑟尔用该术语描述了一些美国音乐治疗学会（AAMT）的内在性质；布鲁夏把音乐为中心心理治疗和之前提到的其他三个层级的音乐活动做了区分；肯尼斯·埃根用此词描述鲁道夫－罗宾斯音乐治疗对来访者音乐表达的绝对关注，并回应斯特里特对建立音乐治疗中音乐和心理学思想平衡的呼吁。

然而，这些出版物都没有对这个术语进行详细解释，它的含义似乎被这些作者默认为常识了。

在音乐为中心音乐治疗中，音乐治疗过程的作用机制包含在音乐的体验、过程、结构以及音乐中的力量里，这个观点是本书的核心。把音乐治疗的机制归纳到以上的音乐维度中的做法源于以下三个目的。

第一，它提供了一个便于把不同的音乐为中心理论或实践进行整理归纳的图式。

第二，它能帮助甄别那些对音乐为中心理论有潜在贡献的相关学科。

第三，它能帮助指出音乐治疗师能对哪些音乐上历久弥新的问题做出独特的贡献。

以上音乐维度或层级中的每一个都对应一些已经研究了很久的学科：当把音乐体验作为解释时，我们应该查阅心理学和社会科学的研究成果，研究了音乐体验以及表演、创作和聆听音乐时所涉及的认知机制；当把音乐过程作为解释时，我们能够参考民族音乐学、社会学以及人类学的观点，讨论了音乐创造中涉及的过程及其社会背景；当把结构作为解释时，我们可以查阅音乐理论以及音乐学的成果，探索了音乐的构成方式以及其中所蕴含的临床价值；当把音乐中的力量作为一个潜在的对于音乐治疗机理的解释时，我们可以汲取音乐哲学家的理论，讨论了音调、和声、旋律以及音色等构成音乐的元素的本体以及性质。当然，就像音乐治疗师能从这些学科中获得收获一样，音乐治疗作为一个学科也有去反哺这些学科的潜力。

总之，音乐为中心概念应该被归在音乐大类中。作者倾向于认为，音乐治疗的真正形态一定要以音乐为内核，不然的话，它其实就变成用音乐辅助的心理学、教育学、医学，或是某种形态的治疗性、教育性或康复性干预了，尽管我们认识到这种观点从正、反两个方面都可以进行强有力地论证。

音乐的体验、过程、结构、力量、在音乐治疗研究中被重视的程度以及外部理论在音乐治疗过程中的融合度代表了音乐治疗理论的原生程度。这些音乐治疗研究中的发现能改进其他领域中原有的理论架构。音乐治疗也可以反映出其他领域中潜在的研究方向。

音乐为中心思想在音乐治疗行业中是一个至关重要的视角，包括鲁道夫－罗宾斯音乐治疗以及音乐引导想象在内的一系列先进治疗方法在业内的显赫声望便证明了这一点。很多治疗师采取这种方法工作，很多理论家运用这种方式思考。因为音乐为中心思想不局限于某一个特定模型，所以它可以在音乐治疗中起到整合的作用。

在鲁道夫－罗宾斯音乐治疗和音乐引导想象等流派内存在着各种对音乐

为中心思想的不同看法，原因是同一流派中的从业者对他们流派中的音乐为中心有着不同的解释，而这些治疗模型在不同从业者之间的内部差异甚至超过了模型之间的差异。这也印证了一个说法，即持有音乐为中心观点的鲁道夫－罗宾斯或者音乐引导想象等不同流派的治疗师，虽然治疗方法迥异，但他们相似的程度要大于他们相比于同一流派中更依赖于如精神分析等其他理论基础的治疗师。

音乐为中心理论和实践的出现标志着音乐治疗行业的进步。它拓展了音乐治疗师可以借鉴及影响的学术领域，包括音乐学、音乐哲学以及音乐理论等。因为音乐为中心视角希望通过特定的音乐结构和过程来解释音乐治疗的功效，所以它能够支持更精准的音乐干预出现。音乐为中心理论有潜力解释临床音乐中音调、节奏、和声和风格等元素的功效和原理。因为音乐为中心理论能从独特的角度考虑音乐的细节，其他更成熟学科的从业者便能认识到其中所蕴含的精妙，继而对音乐治疗更加认可。

因为音乐为中心思想有被人误解的可能，所以指明它如何代表着音乐治疗的进步是至关重要的。某些关注音乐治疗理论与实践发展历史的音乐治疗师可能会认为音乐为中心思想是音乐治疗发展的倒退。

有人可能会把音乐治疗实践初始状态中所具有的音乐为中心性作为支持以上观点的证据。音乐治疗领域的专家加斯顿在对音乐治疗理论发展史的研究中发现，在早期的音乐治疗中，音乐存在内在的治愈力量基本上是社会的共识，因此一些用现在的眼光来看不合适的做法在当时受到了广泛的接纳甚至是推崇。在这些对音乐神奇治疗效果的报告中，很少有关于音乐治疗师如何对待病人以及如何使用音乐的描述。而且，像其他活动式治疗一样，活动（音乐）的治疗力量被高估了。这确实是一种缺陷。这种治疗是有问题的，因为这种音乐干预所导致的治疗功效是不具有说服力的。

当这些奇迹的真实性开始被怀疑，而并没有人提出能解释其临床过程的机制时，音乐治疗师继而开始不去强调音乐活动，转而去强调治疗关系的发展。因此，他们便开始在几乎没有准备的情况下运用过多的心理治疗元素，并且在音乐活动中过分满足病人的愿望。加斯顿等人进一步表示，以上的这两种极端渐渐整合成一个更完整的、能在治疗关系和音乐的使用上取得平衡的方法。

之后，音乐为中心的立场似乎就被主流音乐治疗界抛弃了，继而转入一种地下状态。有两个广泛存在的假设部分导致了此状况，两者都在加斯顿等人的论证中得以体现。第一，因为音乐为中心思想强调音乐过程和体验本身的临床价值，可能它因此被间接地与之前提到过的"奇迹派"音乐治疗联系到一起，进而像"奇迹派"一样被贴上怀疑的标签。第二，同样与历史和理论导向的摇摆有关，在音乐治疗理论中，音乐为中心思想曾被放在心理治疗中注重治疗关系的思想的对立面。然而，音乐为中心思想中并没有任何天然的性质使对音乐治疗过程的理性解释无法进行，抑或是必须忽视音乐治疗中的人际或社会文化背景。

因为音乐为中心的方法强调音乐体验的内在临床价值，又因为音乐为中心的从业者始终坚持创造能超越治疗室这一隅之地的音乐体验，某些人从而觉得音乐为中心的视角会再次把这个行业带回那种音乐治疗师经常被要求带着病人排练节目，同时又因为缺少心理治疗训练而被限制和病人交谈的尴尬境地。为了反驳这种认为音乐为中心立场是音乐治疗界的反面的看法，音乐为中心理念的拥护者必须做到以下几点。①尽可能地详尽说明治疗导向的音乐体验的内在临床价值；②创建基于音乐体验对来访者意义的音乐为中心理论；③详尽解释他们的工作有治疗意义的原因；④强调音乐为中心立场并不禁止使用语言交流或是强迫把音乐表演作为一个必需的治疗途径，而是创造一个概念模型，使语言并不总是必需的，且治疗互动可以在治疗室之外发生。要想证明音乐为中心方法代表着音乐治疗发展的一条重要路线，治疗师首先要保证此方法不被人误认为一种音乐治疗中的返祖现象。

就像我们之后会讨论到的，因为来访者的动机主要集中于演奏音乐而并非达到某项非音乐的目标，同时音乐为中心的方法能够解释音乐治疗体验的价值，所以此方法反映且尊重了来访者的体验和动机。这样一来，音乐为中心的方法便能在非临床和临床音乐体验之间建立联系。音乐为中心的方法强调，秉承该方法的音乐治疗师是在治疗环境下工作的，提供给来访者音乐及音乐体验中好处的音乐家，而不是将音乐作为工具，以达到那些并非在音乐中独有的目标的医生。

二、音乐治疗的发展

（一）史前文化的音乐治疗

在文字未发明前的社会并无书信沟通系统，游牧的先人为了生存而聚集成为群体，且为了生活而成为猎人和食物采集者。彼时尚无农业、政府组织和定居点。这些小群体的发展能与其他群体相隔，并且拥有自成一体的习俗与仪式，我们仅能推测音乐在史前文化中是如何被使用的，且持续到今天。这些知识能帮助我们理解人们对于音乐的反应，并提供一些关于音乐与治疗之间密切联系的背景信息。史前人们普遍相信，他们是被超自然力量所控制的，周围环绕的是邪恶、无法预测的环境。为了生存，他们被迫遵守一套复杂的规范来面对自然敌意的力量，以保护他们与他们的同伴。他们视超自然力量与健康和安宁的生活为一个统一的整体。

史前人们相信音乐具有力量，能影响心灵与身体健康。音乐通常与超自然力量联结。例如，在某些史前社会中，歌曲会使用在重要的仪式上。人们相信音乐来自神力或是超自然的源头。这些歌曲伴随着他们无法解释的力量，惯用于乞求上天与在所有需要特别支持的活动中，如宗教或是有治疗功用的仪式上。

在某些史前社会中，生病的人会被视为受敌人诅咒的受害者，他们不会被责备且能享受特别的待遇。然而在其他的社会中，人们却认为人是因为触犯部落之神，为了抵消其罪而生病，此人若是持续对家族与社会福祉做贡献，其社会地位就不会改变，但若他变得过于病重而无法行使社会责任时，就会被视为必须被抛弃与放逐的人。在这些文化当中，关于疾病的原因与治疗主要的决定权在于"巫师"，他通常运用巫术与宗教元素驱除病人身上的恶灵或是魔鬼。而音乐的使用类型取决于入侵身体的精灵类别。因为疾病概念的些微差距，在史前社会中，音乐形式是多样的。在大多数的情况下，部落中的乐师和医生在族群间拥有重要的地位。这是由于此类人的责任不只是诊断出疾病的起因，还要提供合适的治疗方式来驱除病人体内的精灵或恶魔。有时候，音乐的功能被视为实际治疗仪式上的序曲。鼓、响环、吟唱与歌曲，可能会在仪式准备前使用，同时也可能会持续使用在实际仪式上。重要的是，乐师和医生并不是单独行动的，在史前社会里认可整个家族和社会成员在仪式中的群体力量，在治疗用的降神集会或合唱中可提供精神与情感的支持，以促进生病的人迅速恢复。

（二）早期文明的音乐治疗

狩猎者与采集者支配了史前文明约五十万年的时间，在八千到一万年前，农业的出现形成了稳定的生活状态，发展出较多的人口，出现了一些文明。文明象征着书写沟通的演化、城市的成长、科学与医药的技术成就。介于公元前五千到六千年之间，第一个文明出现于现今的伊拉克，这一期间的音乐在理性医疗观下，在巫术与宗教治疗仪式中都扮演了重要的角色。

伴随着文明的到来，巫术、宗教与医学的理性成分开始发展。在古埃及，这些是并存的，治疗者一般以单一的治疗哲学为基础。埃及的音乐治疗者享有特权，这是因为他们跟神职人员与其他重要的政府领导者有着密切的关系。埃及的祭司和医生会将音乐作为治疗灵魂的医术，且通常都会把吟诵治疗当作医疗工作的一部分。

在古巴比伦文化的鼎盛时期（大约是公元前 1850 年），疾病是以宗教的框架来看待的。生病的人被认为犯了违反天神的罪而遭受苦行，且在社会中被视为一个遭抛弃的人。治疗是为了补偿触犯神祇的宗教仪式，而治疗的仪式通常包括音乐。

在古希腊，音乐被视为遍及于思想、情绪与身体健康中的特别力量。公元前 600 年，先贤泰勒斯被认为能通过音乐的力量来治疗瘟疫。神殿与寺庙里有专门唱赞美诗的人，而音乐被当成情绪困扰者的治疗处方。使用音乐来治疗精神失控反映了音乐可以直接影响人的情绪与信念。在古希腊的名人当中，亚里士多德认同音乐的力量与音乐有净化情绪的作用；柏拉图亦同意音乐是心灵的良药。古罗马医生塞利乌斯·奥雷利安努斯则反对不加辨别地使用音乐来治疗心神失常。

在公元前 6 世纪的希腊，理性医疗几乎完全取代了巫术与宗教仪式，虽然少数疾病仍被归因于超自然力量，但多数疾病支持疾病原因理性的调查。

健康与疾病被普遍地解释成有关四种主要体液的理论。四种体液包括血液、黏液、黄胆汁与黑胆汁，且每种成分都包含其特质。良好的健康是四种成分保持平衡的结果，而两种或是更多的成分不平衡时，就会导致疾病。在随后的两千年里，这个理论影响了医学的发展，变成中世纪最重要的部分。

（三）文艺复兴时期的音乐治疗

音乐在文艺复兴期间不只被应用在治疗精神类疾病上，也被医生作为预防药物来使用。如同在现代，实际上音乐处方是被认可的，音乐被认为能促进人的情绪健康。

在巴洛克时期，音乐持续与医疗实践有所联系。除此之外，在疾病理论上，基歇尔提出音乐在治疗疾病方面的一种新的观点。他相信，人格与某种风格的音乐具有搭配性，例如，沮丧的人对于忧郁的音乐会有反应，兴高采烈的人会被舞蹈类的音乐所影响。如此一来，治疗者便需要选择合适的治疗音乐。为了支持在治疗忧郁症上使用音乐，罗伯特·伯顿在他的著作《忧郁的解剖》中提出，除了杰出的力量能驱除许多疾病外，音乐是对抗沮丧与忧郁的最佳良方，甚且能驱赶恶魔本身。

在 18 世纪末期，音乐仍然被欧洲治疗者提倡用来治疗疾病，随着科学医疗的发展，音乐被归类成特殊事例，仅由少数的治疗者运用在全面性（多重治疗）的架构上。在美国音乐治疗的成长与发展期间，这样的改变是显而易见的。

（四）18世纪文学作品中的音乐治疗

美国最早的音乐治疗的参考文献是1789年发表在《哥伦比亚杂志》上的一篇文章。这篇文章的题目为《思考音乐医疗》，呈现了音乐治疗到今天仍然被使用的基本原理，且提供在欧洲实施音乐治疗的证据。这篇文章中提出使用音乐影响与管理情绪状态，其主要想法来自笛卡尔。文章作者得到一个有趣的结论是，人的心理状态可能会影响人的身体健康。其也声称音乐是一种被证明有治疗效果的媒介，因为它会影响情绪。在这篇文章中的另一个重要的论点是，在使用音乐技巧治疗疾病时，需要有一位经严格训练的治疗者。这个建议直到现在来看仍是中肯的。

另一篇文章也是在这一期间发表的，题目是《音乐退烧：一个明确的例证》，在1796年发表于《纽约周刊杂志》。这篇文章讲述一位法国音乐教师发烧，经过约两星期持续的痛苦后，其要求举办一场演奏表演。据描述，他的症状在表演期间是消失的，但在表演结束时又恢复了。音乐在这位音乐教师醒着的时间不停重复播放，结果是暂时能遏制他的病情，经过两个星期的时间，这位音乐教师完全康复。

这两篇文章在得出音乐效能的结论上是根据坊间轶事，而不是根据科学证据。这样的结论以今天的标准来看是缺乏可信度的。在那段时间，医疗照顾是粗陋的且通常是有危险性的，因此像音乐治疗这种温和的治疗方式，对于民众来说可能会受到欢迎。

（五）19世纪文学作品中的音乐治疗

在19世纪，多位作家写了关于使用音乐治疗身体与心理疾病的作品，出现在音乐期刊、医学期刊、精神病学刊物与医学论文中。虽然这些论述的范围与性质多样化，但他们支持使用治疗性的音乐，将音乐治疗视为传统医学治疗的另一种辅助或替代疗法。

在此期间，最早的文献是就读于宾州大学的埃德温·阿特利与萨缪尔·马修斯两位医学学生所发表的论文。阿特利在1804年完成了一篇论文，题目为《论音乐对疾病治疗的影响》。除了根据个人经验外，他也举证了文学、医学与其他的学术资源，其素材来源包含理论家让·雅克·卢梭、精神病学家本杰明·拉什、诗人约翰·阿姆斯特朗与英国的音乐家查尔斯·本尼。阿特利的论说目的是，希望能证明音乐对于心灵拥有很大的影响，且结果会反映在身体上。在他的原文中对于专有名词下定义后，他提议音乐能影响多变的情绪，包含高兴与悲伤等。在论文的最后部分，阿特利讨论了音乐在多变的心理与生理疾病的治疗中有益的效果，并描述了一些他用音乐成功地治疗病人的案例。在他的案例当中，他鼓励一位病患重新演奏长笛。

马修斯在 1806 年写了一篇文章《音乐在治疗与减缓疾病上的影响》。他的文章在一些方面与阿特利相似，但能提供更多、更复杂的信息给读者。马修斯阐述了音乐在治疗心理与身体疾病方面的助益。举例来说，为了减轻忧郁症状，他建议所使用的音乐要符合病人的心灵状态，这是如今众所周知的原理。马修斯使用《圣经》来支持他的论点，叙述了关于扫罗王在精神困顿时，大卫演奏竖琴具有治疗效果的故事。

在形式、内容与身体外观的论述中，阿特利与马修斯的观点很相似。在他们所引用的许多资料当中，没有一个人比精神病学家本杰明·拉什更被信赖，他是宾州大学的教授，在使用音乐治疗心理疾病上是强力的拥护者。在 19 世纪初期，拉什在创造趣味性的音乐治疗上扮演了主要的角色，且很可能鼓励阿特利与马修斯以此为主题写作论文。他们的论述在 19 世纪初期对音乐治疗做出了独特的贡献。

（六）19 世纪教育机构中的音乐治疗

教育机构使用音乐治疗开始于 19 世纪，1832 年，柏金斯盲校的启明学校由豪威博士在波士顿创立。也许为了激励他的妻子茱莉亚·沃德（她为一首抒情诗《共和国的战役赞美诗》谱曲），豪威博士身为学校的管理者，在课程中纳入音乐元素。因为他是一个有魅力的波士顿杰出音乐家，所以在学校的课程设计上起了相当大的作用。其中一位音乐家是洛厄尔·梅森，他从 1832 到 1836 年在该校授课，除了负责教授声乐与钢琴课以外，也同时指导其他的音乐活动。他在音乐教学上所建立的课程体系迄今仍有影响力。

其他还有在 19 世纪时关于音乐治疗课程设置的实例。乔治·鲁特是梅森的朋友及在音乐上的学生，他在 1845 到 1850 年间于纽约的启明学校授课。在 19 世纪 40 年代，威廉·透纳与戴维·巴特利特在位于康涅狄格州的美国启聪庇护所发展了一套成功的音乐课程。一位被称为埃弗里小姐的学生成功地完成了一个难度大的钢琴课程。巴特利特将描述她的成就的一篇文章《音乐在聋哑的世界》，发表在 1848 年 10 月的《美国聋哑年报》上。在 19 世纪，音乐课程也针对肢体障碍的学生来开展。

在这段时间，音乐治疗在教育环境下发展。三篇题目皆是《音乐里医学的力量》的论文发表在《音乐杂志》上。这些论文的重点放在音乐治疗的历史、哲学与宗教之间的联结上。许多文章的素材来自英国音乐史学家查尔斯·本尼在 1789 年出版的著作《音乐历史》。

在音乐治疗上有力的支持者还包括詹姆斯·惠特克，他于 1874 年发表在辛辛那提《临床》期刊上的一篇文章，题目是《音乐为良药》。惠特克提及许多来自美国与欧洲的令人印象深刻的资料，来支持他的理论——生理、心理和社会经济的特性与音乐之间的联结。许多例子被用来支持他的观点——音乐的力量会影响心灵与身体。惠特克认为，以温和的形式将音乐用于精神病治疗上是最有效果的。然而，以音乐治疗身体上的疾病与严重的心理痛苦，最多只是暂时性的。1878 年，他的第二篇文章发表在《维吉尼亚医学月刊》上。这篇文章描述一连串发生在罗斯福岛上的试验，有一个著名的场所用来照料纽约市贫困的、有精神病的市民，测试"精神失常者"对于独奏者与独唱者提供的现场音乐所做出的反应。报告介绍了试验目的与哪些人参与试验的信息。参与者有纽约市慈善委员、数名医生与许多纽约市政府官员。由音乐家为一大群病人提供音乐，医生协助记录生理数据，并记录每位病人对音乐的反应。虽然不用特别描述，但很明显政府官员只作为旁观者。

另一位医生皮特·比尔兹利在 1882 年《新英格兰医学月刊》上发表了一短篇文章。在文章的第二部分，比尔兹利主张在治疗紧张与精神错乱方面使用音乐。可惜的是，他并未提供具体的实例，他的报告只提供一些在美国音乐治疗训练上的进展。《音乐的影响与治疗价值》刊登在 1889 年 9 月 7 日《纽约医学期刊》上。与比尔兹利的文章相似，这篇文章增加了一些关于 19 世纪音乐治疗现有的知识。维默尔使用标示日期的方式来证明音乐是一种治疗工具。举例来说，他提倡音乐可以带来身体与心灵的和谐。这样的构想在早些时候是有用的，当时人类对生理学与神经学才刚开始探索。但是在 19 世纪晚期，生理学与神经学被认定为医学专业，脑部的疾病与损伤被视为心理痛苦的主要原因。然而，维默尔并未提到新的趋势，如将镇定药物用于治疗心理疾病。他在音乐治疗史上做出的贡献不显著。

在 19 世纪最后的十年，两份重要的报告在音乐治疗设立制度与个人实务方面提供了支持。乔治·安德尔·布鲁默的论文 1892 年 1 月发表在《美国精神病期刊》上，题目是《音乐与心灵的关系》。虽然其认定音乐的治疗价值，但并没有认同其他人过度的主张。他相信音乐应该是正规医疗的一部分，这个为心理疾病患者建立的良好常规治疗计划结合了艺术、阅读、音乐和生理教育等元素。布鲁默给予音乐如此高的地位，以至于雇用一位移民音乐家来为纽约由提卡州立医院的病人表演，他在那里担任总执行官员。事实上，布鲁默可能是第一位在美国医院中建立持续音乐治疗方案的人，他应该被视为美国音乐治疗运动的先驱。

詹姆斯·伦纳德是一个杰出的神经病学家，在19世纪晚期，他对音乐治疗实践的发展做出了另外一种创新贡献。他的文章于1899年发表在《医学档案》上，题目是《睡眠前和睡眠期音乐波动的应用——视色层图像的补充使用——对情绪治疗的尝试》。康宁在他的工作中第一次控制性地尝试使用音乐来治疗精神疾病。他了解心理学和神经学的最新趋势，并且利用这两个学科的研究成果来构建他的治疗步骤。

（七）20世纪早期的音乐治疗

在20世纪早期，音乐治疗持续获得零星的支持。医生、音乐家、精神病学家和一般民众在科学出版物、报纸和流行杂志上发表他们在音乐治疗方面的案例。临床和实验研究都提供了数据来支持治疗师的论点，即音乐在许多情况下是有效的。除此之外，在医院有许多推动音乐治疗计划实施的短期组织，特别是为了治疗从第一次世界大战和第二次世界大战战场上返回的老兵。

在20世纪最初的二十年里，促进音乐治疗发展的最有影响的人物之一是伊娃·维塞利乌斯。她通过许多出版物来促进音乐治疗的发展。在她去世前，她出版了《音乐与健康》这份刊物，在阐述健康与疾病概念的基础上，提供了一个精彩的音乐治疗的观点。她认为，音乐治疗能使生病的人从不协调振动恢复到和谐的状态。她为发烧、失眠以及其他疾病上应用音乐治疗提供了详细具体的指导。

这份出版于1913年的短期期刊《音乐与健康》或许是维塞利乌斯最重要的独特的贡献，但只出版了三期。每期都包含维塞利乌斯与其他人在音乐治疗应用上的诗歌和文章。除此之外，维塞利乌斯还为音乐治疗的课程做广告。在她去世后，她的妹妹路易斯还使她的工作短暂持续了一段时间。

第一位在大学讲授音乐治疗课程的人是一位在英国出生的钢琴家玛格丽特·安德顿，她在第一次世界大战期间，为生理和精神障碍的加拿大士兵提供音乐治疗服务。在1919年，她任教于纽约市的哥伦比亚大学，学生都是准备作为治疗师到医院工作的音乐家。她认为，这样的课程目标包括了音乐的身心反应，与在医学控制下的治疗所提供的实际训练。就像维塞利乌斯一样，她深信，音乐家作为治疗师在为病人工作之前，要接受全面的训练。

安德顿提倡两种有关音乐治疗的基本方法。对于遭受心理创伤的士兵，治疗师应该提供音乐，但对于遭受身体折磨的士兵，病人的责任是演奏乐器，因为演奏乐器有助于强壮其受伤的手臂或腿。她也喜欢使用木管乐器（特别是对于心理疾病患者），根据她的研究，音色可以产生治愈的效果。

在 20 世纪最初的五十年，伊尔森像其他的音乐家和医生一样，描述了一个具体治疗的养生法，基本使用古典音乐来减轻种种的小病痛。对于严重的失眠症，举例来说，她使用一"剂"舒伯特的《圣母颂》；对于临终关怀，她相信布拉姆斯的华尔兹或苏萨的进行曲是适合的。她在做选择时，有时候会考量到病人的音乐喜好，从而使用民族歌曲与乐器曲。就像其他早期的音乐治疗者一样，她会要求医院使用能胜任的个体来执行音乐治疗的方案。伊尔森被认为是美国的医院中促进音乐治疗运动的一个重要先驱。

西摩于 1941 年建立了国家音乐治疗基金会。身为主席，她进行演讲与授课，强调将音乐治疗应用在第二次世界大战返回老兵的治疗上。1944 年，她出版了第一本阐述音乐治疗学习进程的教科书。

《音乐治疗实务导论》呈现了西摩适当地运用音乐于临床病人的想法。她治疗的策略基本上是，对所有当事人都用相同的方式，在主要治疗师的指导下，由音乐家小型团体演奏多样化的、愉快的古典与民俗歌曲所构成的音乐。根据西摩的论点，一个成功的治疗经验的达成，需要通过音乐正向思考或是结合音乐冥想。因为这本书较粗糙，且出现排版和拼写上的错误，所以这本书不可能得到广泛使用。尽管有这些缺点，但在 1941 年到 1944 年间，西摩使用此教科书协助训练了五百多名音乐治疗方面的学生。

尽管在 20 世纪最初的五十年，音乐治疗活动的报告数量迅速增加，但音乐治疗并没有被医学界所接受。范斯林斯、伊尔森与西摩都试图在医院、监狱和学校建立长期的工作，可能是由于医生和医院管理者的支持有限，没有获得很大的成功。然而，有一些医生积极地推动音乐治疗。在 1914 年，伊凡·奥尼尔·卡恩博士给《美国医学协会期刊》的信中，热切地赞同在执行手术的场合使用留声机，这是为了让正在接受外科手术的病人分散注意力并冷静下来。音乐在执行麻醉期间是特别重要的。

在 1915 年，布尔迪克博士经常与卡恩在手术室一同工作。《麻醉与痛觉缺失美国年刊》中描述，留声机不只能被用在手术室中，还能被用在病房中，用于转移病人的注意力与帮助睡眠。布尔迪克指出，当播放音乐时，即使是最严重的病人其情况也能有效改善，且有 95% 的病人表示，对于将音乐作为治疗过程中的一部分感兴趣。

到 1920 年时，爱斯儿·盖特伍德更强调在手术室里使用音乐，特别是在实施麻醉的过程中。就像卡恩与布尔迪克提倡在外科手术时使用病人喜欢的音乐一样，但他相信在开始阶段，音乐与病人心境的适切性是很重要的，然后就可渐渐转变病人的情绪。盖特伍德的描述后来被命名为同步原则的技术。这项技术在 20 世纪 40 年代被艾拉·阿特舒勒进行了充分的解释。

在 19 世纪与 20 世纪前半叶，音乐治疗被规律地使用在医院与其他机构，但是总会与其他疗法相结合。相关报告出现在书籍、期刊与报纸上，说服着 20 世纪早期的先驱者通过个人与组织的运动来推动音乐治疗的发展，但是很不幸只有短暂的存在。一些研究者试图研究为何音乐能有效治疗某些身体与精神疾病，然而他们的努力因缺乏训练的音乐治疗师与无确切证实有效的主张而黯然失色，专业成长受阻，直到从 19 世纪 40 年代中期开始，聚集努力研究的成果的研究所与大学课程的设立才开始有转机。

在第二次世界大战期间，音乐治疗主要是用在帮助退役军人鼓舞士气上，同时它也具有复健休闲的功能。大多数的音乐治疗师在这段时期，是在医生与其他医院员工的监督下以志愿者的身份提供服务的。

（八）20 世纪后期的音乐治疗

1950 年，美国成立了世界上第一个音乐治疗协会，1958 年英国成立了音乐治疗协会。从 20 世纪 60 年代到 70 年代，一些欧洲国家，如荷兰、瑞典、挪威、丹麦、瑞士、法国等，也都建立了音乐治疗的专门机构或治疗协会。随着课程的标准化、刊物的定期化，一个有效的行政组织全美音乐治疗协会（NAMT）和美国音乐治疗学会（AAMT）在 1998 年合并成美国音乐治疗协会（AMTA）。现今，音乐治疗行业已被认定是一个稳固的、可实行的行业。20 世纪 70 年代后，又有阿根廷、巴西、哥伦比亚、乌拉圭、日本、新西兰、以色列、芬兰、意大利、波兰、西班牙、南非、葡萄牙等国纷纷设立了音乐治疗专业。

在 20 世纪六七十年代诞生的音乐治疗方法包括分析音乐治疗、行为主义音乐治疗、柏尼松音乐治疗、音乐引导想象、鲁道夫－罗宾斯音乐治疗以及弗洛伦斯·泰森和朱丽叶·埃尔文等人创立的没有被命名的多种音乐治疗方法等。然而，自上一个新音乐治疗理论得到世界范围内的广泛认可已经有几十年了。

鲁道夫－罗宾斯音乐治疗是最原汁原味的音乐治疗方法。其提出的"音乐儿童"应该是最早出现的以音乐为中心的音乐治疗概念。这个概念是鲁道夫和罗宾斯工作中的核心思想。鲁道夫和罗宾斯将音乐儿童描述为具有以下特征。

一种每个孩子都拥有的存在，它能让孩子对音乐体验产生反应，在其中找到意义并且投身其中，从某些音乐表达形式中获得快乐。因此，音乐儿童就是每个孩子与生俱来的个人化的音乐性。音乐敏感性是人类代代传承的对音调和节奏的运动顺序和关系的复杂敏感性。音乐儿童的概念提示了音乐敏感性的普遍性，它也指出了不同的孩子对音乐反应的特异性。"音乐儿童"这个概念是一个囊括了接受能力、表达能力以及认知能力的集合，当一个孩子能被推动着自主地运用这些能力时，音乐儿童便可以成为其人格组织的中心。

在音乐儿童的概念中，有三个重要的性质与本书的核心思想紧密相关：①它的与生俱来；②它的普遍性；③它可以作为晶核使新的人格在它周围发展结晶的特性。

在现实中，很多音乐治疗师所服务的残疾人被剥夺了接收或表达的能力，甚至是两种能力都被剥夺了。这些人包括发育迟缓的儿童、脑损伤的成年人、休克状态的病人等。但是音乐儿童的普遍存在意味着不管这些人在其他方面的障碍有多大，在某种程度上他们都有实施音乐治疗的可能。有时，音乐治疗体验能被用于发展其他领域的技能。但是哪怕没有这样的泛化，音乐儿童的普遍性也告诉我们，不管音乐治疗能在多大程度上增强他们生命中其他领域的能力，音乐治疗的机会也是每个人都应得的，是属于每一个人的权利。所以，对于音乐治疗来说，不一定非要在其他功能领域取得泛化才代表着治疗的成功。

音乐儿童不是人类内心世界的一个与核心特质分离的边缘部分。就像音乐通常位于一个文化的核心位置一样，音乐儿童同样也是一个人存在的重要部分，为音乐这个整合了情感、认知、表达以及与身体关系的重要活动提供基础。尽管以上这些对于个人发展的重要性毋庸置疑，但是它们并不是随随便便就能被提升和被填补的。根据音乐儿童的概念，音乐可以把所有的这些功能领域集结起来，作为人格发展的基本模板来发挥作用。

音乐自我之中蕴含着人格发展的核心，它可以将人的认知、情感和身体层面整合成一个贯通统一的自我。音乐自我和音乐技能并不被看作徘徊在自我边缘的存在，需要被这个人吸纳进其核心部分才能产生临床功效。

鲁道夫和罗宾斯看到，那些极度孤立的来访者能够通过音乐进入人类关系的世界中，这也促使他们提出音乐可以成为体验世界的概念。

也有一些孩子，他们是如此孤独，以至于我们很难去窥见他们的生命体验以及对生命的解读。这些孩子在任何日常的情境下都无法感受意义，也不能吸纳来自正常生活中任何的模式或表达。他们与世界厚重的隔阂把他们排除在能赋予人们灵魂的情感交流体验之外。他们深重的情感障碍不禁使人联想起一片人类难以栖居之地，而他们的一生注定要在其中度过。某个孩子可能活在狂风骤雨之中，另一个活在冰天雪地之内，还有一个可能走在一望无垠的贫瘠沙漠之上。对这样的孩子来说，音乐可能是难得一见、扣人心弦、抚慰心灵的。音乐可以变成供他们栖居其中的另一片天地，一个他们可以看见除了自身局限以外的世界。

很多残疾人不具备在现实生活中创造属于人的意义的能力。充满意义的行动、有感情的自我表达以及人与人之间的关系是我们日常生活中很稀松平常的部分，但这些对另一些人来说可能是关闭的。通过为每一个来访者建立独特的音乐世界，这些包含着人类生命中必要元素的体验便可以在其中传达给他们。音乐就像一架飞机，可以带着来访者在极度孤立的个人世界和正常的社会化世界中穿梭。

鲁道夫和罗宾斯早期工作研究显示，来访者在音乐中完成了一些在音乐外不可能完成的成长，其中包括"解决了复杂的内心冲突、解除了在非音乐场景中被施加上的束缚和障碍以及对价值体系与自我形象的重塑"。当来访者开始进行音乐治疗时，他就迈进了一个新的体验世界，而这个世界是由独特的音乐语言组成的，这个世界包含着他自己的价值体系、认识论、精神信念体系以及形而上学。当我们以能想到最广袤的方式，也就是音乐世界来描述来访者所参与的音乐治疗时，这些极度孤立的人竟能如此地逾越他们的残障也就不是那么难理解的事了。

戴维·阿尔德里奇认为，音乐形式和生理形式之间存在着相关。这种观点是从他对医学领域的创造性音乐治疗的研究中得出的。他把人的身份看成一种在这个世界中被不断创作的音乐，所以我们应该以"交响乐化的"而不是"机械化"的方式来理解他人。

阿尔德里奇称，只有把人看作统一的整体，就像我们理解音乐的方式一样，我们才能更好地理解人。人不只是由血肉组成的，在"关系的模式、节奏以及旋律轮廓方面"，人也被看成"音乐化的存在"。音乐和人中都存在着互相交织、错综复杂但又互相协调的节奏。在音乐中，这是显而易见的，而在人的生理和社会功能上，这种现象也是存在的。我们可以把身体功能的问题想成是"跑调了或者是跑拍了"。因为音乐和生理形态存在相似性，所以音乐治疗师可以把来访者的音乐表达理解为对他自己的身份特征的一种描绘。这种相似性源于人和音乐都能被理解为"有规律的振动"。

阿尔德里奇的概念为鲁道夫-罗宾斯音乐治疗提供了理论支持。如果节奏的协调是人类机体正常活动的必要条件，而它又与交响乐的特征，而不是与如汽车之类的机械的特征更相近的话，那么人体能利用音乐实现治疗的原因也就变得更好理解了。当生理过程被理解为和音乐过程相类似的过程后，自然就能推理出人类能从这些现象中获益。

音乐治疗作为一门完整的学科，从 20 世纪 40 年代起在欧美国家得到了很大的发展，而在亚洲国家的发展则是近几十年的事情。音乐治疗在日本和韩国发展较快，在新加坡也得到了较大的发展。

中国的音乐治疗起步较晚，音乐治疗第一次进入中国是在 1980 年，音乐治疗专家刘邦瑞教授到中央音乐学院讲学，从而，把音乐治疗的理念带进了中国。在以后的几年里，北京大学的心理学专家发表了《音乐的身心发展》的实验报告，沈阳的一支部队开展了音乐电疗，1984 年湖南长沙马王堆疗养院开展了"心理音乐疗法"并与长沙医疗器械厂共同研制了音乐治疗仪，还组织学习班，聘请精神科专家讲学、介绍音乐治疗，帮助一些疗养院和精神病院建立音乐治疗室，1985—1986 年北京安定医院和北京回龙观医院与专业音乐人员合作，先后开展了对老年忧郁症的主动治疗和对慢性精神分裂症的参与性治疗。至此，已有上百家医疗单位开展了音乐治疗。1989 年，我国建立了全国性的音乐治疗学会组织——中国音乐治疗学会，极大地促进了我国音乐治疗事业的发展。我国的音乐治疗领域还在初级探索阶段，还需进一步研究与发展。

在 20 世纪末，国际范围内的音乐界和教育界及社会大众（尤其是儿童家长）曾经掀起过一阵"音乐促智"的热潮，以及始终存在的学术探讨。在日益重视智力发展的新时代，"音乐促智"的课题和话题可以说是方兴未艾，继续成为音乐治疗界关注的热点。

人们对早期披露的"音乐促智"的一些证据仍然怀有很大的兴趣和期待。聆听莫扎特的某些奏鸣曲可以提高青少年智力测验的成绩，其研究从心理智力测验发展至寻找大脑功能影像学变化的证据，以及寻找动物大脑组织分子生物学变化的证据。某些大提琴曲，如圣-桑的《天鹅》、柴可夫斯基的《船歌》可改善老年人早期的、轻度的认知障碍或痴呆症状。

鲁道夫-罗宾斯运用"创新性音乐"对自闭症、脑性瘫痪儿童，以及多重残疾儿童（包括智力障碍）实施按情景即兴的、互动的音乐治疗的方式，对改善残障儿童的语言能力、人际沟通能力和社会适应能力有较好的效果。在新世纪里，人们期盼着"促智音乐"能够成为一个有科学依据的、有成熟而配套和系统的方法的"音乐治疗"或"音乐教育"体系。

在"促智音乐"的研究上人们的视线将会有新的转变。

①在音乐促智的对象上，主要注重少年儿童，但也重视用音乐延缓老年人的智力衰退。

②在音乐促智的作用时间上，不仅观察暂时的、瞬间的促智效果，更重视长期的（几年、十几年）音乐教育对儿童大脑高级功能发展的影响，对智力上

的心理行为的影响。

③在观察促智的指标上，不追求"智商""心理智力测验"成绩的提高，而重视智力多个方面表现微小的、逐渐的、积累性的改变，如认知能力、学习能力、沟通能力、人际关系和社会适应能力、独立生活能力等方面的进步。

④在选择"促智音乐"和"促智音乐活动"上，广泛筛选，多元化地进行测试，不仅是西方古典乐曲，也不仅是莫扎特乐曲，先找出有效乐曲和音乐活动，然后观察和总结作用机理和有效作用的音乐元素与规律。

总体来看，现代音乐治疗在 20 世纪后半叶已经基本定型成熟，其标志就是音乐治疗学科的理论体系已经基本建立起来（虽然还在不断发展中），音乐治疗的实践和服务工作正在逐渐普及，音乐治疗专业人才的培养在许多国家已纳入了大学教育的轨道，音乐治疗的科学研究已初步开展，音乐治疗的几个流派崭露头角、百家争鸣、各显优势。在这样的基础上，音乐治疗迎来了发展的新时代。人类对音乐治疗、音乐保健、音乐文化素养多方面、多层次、多样式的需求，注定了音乐需要有多个学派在新世纪进一步发展，百花齐放，各尽所能，各建其功。

（九）21 世纪早期的音乐治疗

在 21 世纪的音乐治疗行业中，新的治疗框架大多是集体智慧的结晶。社区音乐治疗、文化为中心音乐治疗以及音乐为中心音乐治疗等理论架构都是在对音乐治疗行业的子领域的研究中被创建的。这些框架大多来源于对多种实践的归纳，而不仅仅反映个人的观点。也许这是一种行业渐渐成熟的标志，因为这代表着已经有足够数量的从业者致力于音乐治疗的发展，而且这些新的理论框架是与普适理论的概念相统一的，因为它们都把现存的治疗方法涵盖到了更大的集合中。

现在美国有近 80 多所大学设有音乐治疗专业，培养学士、硕士和博士学生。有约 6000 名国家注册的音乐治疗师在精神病医院、综合医院、老年病医院、儿童医院、特殊教育学校和各种心理诊所工作。在世界上有 200 多个国家成立了音乐治疗协会，并每两年召开一次世界音乐治疗大会。

在中国，很多精神病院、康复医院和综合医院都先后开展了音乐治疗，中国音乐治疗的会员单位有 200 多个，其中大部分是精神病医院、康复医院。还有一些医生把音乐与电针灸和电疗结合起来，创造了音乐电针灸仪和音乐电疗仪，取得了很好的效果。

在音乐治疗专业认可度不高的情况下，我国临终关怀对音乐治疗的探索也已经开始。2017 年 1 月，北京生前预嘱推广协会的志愿者聚集在协会会议室，共同了解和学习音乐治疗，专业的音乐治疗师和大家一起分享音乐治疗的基础知识并进行实战演练，尝试着把音乐融入病房服务。生前预嘱推广协会的培训基地合作伙伴英智康复石景山院区，不仅环境优雅、整洁、温馨，而且设有专门的音乐治疗室，该音乐室配备了德国引进的音乐治疗设备，由专业音乐治疗师进行操作，每次治疗在 30 至 40 分钟。首先让患者躺在音乐床上，音乐床是根据人体工学设计的，床下有乐器的敲击区域，敲击该区域后，病人躺在音乐床上会有明显震动感，增强了音乐治疗的疗效。然后用设备对患者进行检测，一体机能够检测匹配出适合患者的光频、音频治疗方案。在治疗之前还会使用乐器进行放松身心的引导，通过耳机为病人播放匹配出的治疗方案音频，且左耳与右耳相差 4 赫兹，对人体情绪有舒缓功效，对睡眠问题、焦虑、抑郁、压力、疼痛、慢病调理也有改善。

目前在日本等国家的大型医院都有音乐治疗师，然而音乐治疗在我国却基本没有商业化的用途和平台。我国可以考虑在临终关怀机构创立特色音乐治疗项目，并对人员资质进行规范化。这样既可丰富我国临终关怀的内涵，实现多学科全面发展，又能够解决我国音乐治疗专业普及度低、就业率低的问题。在规范音乐治疗行业人员资质方面，我国音乐治疗学会在 2014 年调研了国内外音乐治疗行业认证标准的基础上，结合国内行业经验，制定出既符合国际标准，又符合中国国情的注册音乐治疗师认证标准，其中包括资格审核、认证考试、注册办法三个部分。此认证标准规范了行业技能，保证了从业者素质，完善了督导及再教育体系，打造出更广泛的行业交流基地，以及富于实用价值的职业供需平台。

第二章　音乐治疗的理论研究

本章对音乐治疗进行理论上的阐释，具体内容包括音乐治疗的理论基础，音乐治疗的原则、层次及形式，音乐治疗的适用人群及类型。

第一节　音乐治疗的理论基础

一、音乐是音乐治疗的媒介

很多音乐治疗师对音乐治疗的定义是用音乐达到非音乐的目标。他们将音乐治疗和音乐教育、音乐欣赏或是音乐表演区分开来。根据不同的治疗方案，治疗师可以确定多种不同目标，如提高冲动控制能力、增进社交技能、促进情感表达、解决心理冲突、改善认知功能（如拓展注意广度）以及其他众多的社会、情绪、认知、心理、生理及运动方面的目标。一个常常被提及的原理是，在对音乐的使用过程中，其临床部分要和音乐部分相区分，我们才能说它是音乐治疗。

然而，这种做法致使音乐体验本身变成了一个可有可无的存在。音乐纯粹地变成了一种达成某种非音乐目标或体验的工具。这种现象在行为主义音乐治疗、医学音乐治疗以及以心理动力理论为基础的音乐治疗实践中非常普遍。业内治疗师的主流观点是，音乐治疗中的音乐是一条通向非音乐目标的途径。

与这种立场相反的是，以音乐为中心工作的目标是实现音乐所特有的体验和表达。从这种观点出发，临床音乐和非临床音乐是无法分割的。通过音乐治疗所达到的目标不能通过其他的方式，因为音乐体验和表达就是治疗的目标。

上面这种理念的潜台词其实是音乐体验和表达本身就是有益于人类的活动，它们本身就可以成为人们来治疗的正当原因。这并不是否认我们可以在对音乐的参与中提高诸如冲动控制、自我表达以及社交功能等能力，但这些好处被我们当作治疗中的副产品，而不是治疗干预的中心。

把音乐目标当成音乐治疗正当目标的想法涉及对音乐治疗的目的和手段的融合。美国学者约翰·杜威在其美学理论中使用了"媒介"一词。参照杜威对它的定义，音乐体验是一种体验的媒介。

在对艺术普遍性质的讨论中，杜威详细地研究了艺术形式作为媒介的多种角色和作用。杜威发现，"媒介"一词暗示了中间物的存在，而"手段"一词也是。两者都表示在某事发生时，存在着某种过程、活动或物质的介入。不过这两者之间存在着一个关键的区别。

不是所有的手段都是媒介。手段分为两种。有一种手段和结果本身并不相关；而另一种手段融入结果产物中，并保持着与其共存的状态。外部的或者说是"纯粹的"手段通常可以被代替。但是当我们提及"媒介"一词时，我们指的是容纳在成果中的手段。

人类活动可以被划分为两种，一种是媒介，另一种是纯粹的手段。当一种体验作为媒介时，它本身所包含的内容同时也是被重视的，而纯粹的手段只是一个通向外部结果的工具。杜威举了一个例子：就像一些学生学习就是为了考试，而另一些学生的学习过程除了这些功利价值以外，还存在着其他意义。我们也可以试想一下通勤和旅行的区别，如坐地铁上班和去山里徒步旅行。在坐地铁上班这个例子里，我们出门坐车只是一种到达目的地，也就是办公室的手段。如果我们能立即被传送到办公室，不涉及地铁这个手段，我们也会很乐意。但是在徒步旅行这个例子里，我们不能说我们乐意省去中间的过程，因为徒步本身就是我们的动机和目标。

在音乐为中心思想中，音乐是体验的媒介，是不可或缺的。从这种角度来看，音乐体验更类似于旅行中的徒步过程，而不是上班时坐地铁的过程。如同没人会选择在徒步旅行中直接到达目的地，在音乐为中心的工作中，音乐体验是必需的，因为它同时也是我们的关注点。因此，在音乐为中心理论中，音乐是一种集合了手段和目的的综合体。它和广义上的审美体验具有相似的性质，而该性质被杜威认为是定义审美的关键特征。它能帮助解释在音乐为中心理论中审美层面的重要性。

鲁迪·加雷德认为，以音乐为基础的音乐治疗理论需要把音乐视为一个体验的媒介，手段和结果在纯逻辑的意义上并没有内在的联系，它们在原则上是割裂开来的。如此，问题就来了：如果人们没有从音乐本身内在特质的角度来关注音乐，其最后会不会得到百分之百的"疗效"？举例来说，如果一个人并不爱好音乐，其不会因为想要提高社交技能而去参加一个交响乐队、摇滚乐队或者合唱队。其虽然可能会在参加这些团体之后获得好处，但如果对这些音乐活动本身漠不关心，就很难完全地得到与之相关的积极收获。纯粹的因果逻辑倾向于把因果对调，忽视那作为收获来源的媒介的性质和作用。音乐治疗来访者的主要动机很可能与音乐活动本身密切相关，如果不相关的话，我们很难期待这些来访者能从这些活动中获得很大的功效。因此，加雷德认为，是来访者积极参与音乐活动与体验的动机使他们愿意甚至是渴望参与到音乐治疗的干预中。而且这种动机并不只是令来访者更投入于治疗，它实际上具有重要的阐释能力。我们可以从中了解到来访者在音乐治疗中的体验，这从根本上来说是音乐性的。在我们解释治疗模式的有效性时，该事实一定要被考虑进来。

对于以上论点，一种可能的反驳方向是，我们可以把音乐作为手段来达到音乐化的目标。这样，我们的关注点还是音乐，因此我们不需要把音乐作为体验的媒介才能与音乐为中心的思想保持一致。

对来访者的音乐治疗（它本身就是有积极临床作用的体验的"媒介"）成为通往更深刻且包罗万象的音乐体验的手段。比如，在鲁道夫－罗宾斯音乐治疗中，治疗师的工作是拓宽、发展及引导来访者的音乐性参与，以使他们得到更多蕴含在体验中的功效。治疗师的这种能力被称为临床音乐技能。通过即兴演奏所实现的临床音乐治疗既是带给来访者欢乐的媒介，同时也是发展他们在音乐中的表达性以及交流性的手段。

这个例子表明，严格来说，手段和媒介两者不是互相对立的。杜威在对这两个概念的定义中并没有排除某种事物同时作为手段和媒介的可能性。媒介是一种某事经由其发生的实体、过程或物质，而从这种意义上来说，它和手段是接近的。把一件事识别为媒介并不能从形式上消除它作为手段的属性，只是把纯粹手段所指向的外部目标替换到了这个手段的内部。

比如，因为热爱而努力学习的学生可能也想取得好成绩。徒步旅行者也会因为登山有利于心脑血管健康而感到高兴。然而这些活动之所以可以被认作体验的媒介，是因为以上那些好处是附带而来的，那些好处不是这些活动的唯一目的，甚至并非主要目的。同样，音乐为中心音乐治疗可以带来很多本质上非音乐的或者不直接与音乐体验相关的好处。就像上面学习和登山的例子一样，这不能动摇音乐在音乐治疗中是体验媒介的这个基本观念。

让我们再回到学校的例子。和治疗一样，在学校的学习中，也有两方面的人参与其中。对于教师来说，上课可以是纯粹的手段——可以是教师谋生赚钱的手段，也可以是让学生取得更好未来的手段。教师也可以把上课中的互动视作一种体验的媒介，教师可以在与学生的互动中获得心灵上的满足，学生也能从教师的辛勤耕耘中培养对学习的热爱。就像我们之前描述的一样，上课对于学生来说也可以是纯粹的手段或媒介。

因此，在我们考虑音乐在音乐治疗中究竟是手段还是媒介时，我们首先要说清楚我们究竟是从谁的角度来下这个定义的。治疗师的治疗方法可能是完全非音乐为中心的，并把音乐体验认作达到非音乐目标的纯粹手段，同时，来访者自身却把音乐当作快乐的媒介，把音乐本身当作有价值的。在这种情况下，治疗师对非音乐为中心理论的应用是否恰当呢？

问题的答案取决于人们对理论作用的理解。如果人们认为理论只是一种为治疗师所用的推理工具，而不在乎它模拟真实情况的程度，那么即使来访者的体验和治疗师的解释出现分歧也没有关系。但是，如果人们由于实用主义的、认识论的或者专业的原因而认为理论和来访者体验相符至关重要，那么这种对非音乐为中心理论的应用就是不恰当的。

我们支持后一种观点。这样做既有认识论上的原因，也有实用主义和专业上的原因。从认识论上来讲，我们认为音乐治疗和那些渴望发展出能反映真实情况的理论的传统科学领域存在着足够多的相似之处。从专业上来讲，在其他条件相同的情况下，我们相信那些能准确反映来访者体验的理论在总体上会比那些主要作为推理工具的理论更能有效地引领治疗实践。这是因为如果治疗师把与来访者的音乐互动仅仅视为纯粹的手段，那么互动中的音乐质量就会受到影响，进而来访者就得不到治疗中可能存在的全部好处。

在鲁道夫－罗宾斯音乐治疗中，从形式上讲，治疗师明确地知道其工作的最终目的是音乐性，故音乐为中心方法中的音乐并没有排除其作为手段的性质。毕竟我们只能通过回溯的方式才能知道某段给定的音乐带来的体验是否在实际上以手段的形式作用于来访者。

更准确地说，在音乐为中心的工作中，不管治疗师的心中考虑的是什么，他觉得音乐体验给予来访者的非音乐收获是什么，音乐必须至少是来访者体验的媒介。

总而言之，在音乐为中心的工作中，音乐是来访者体验的媒介，但是这并不限制治疗师保留来访者音乐中的工具意义，以使来访者能在今后发展出更丰富的音乐体验。

另一种可能的反驳方向是，即使某个治疗师将音乐作为一种媒介，但最终还是可能会产生重要的非音乐临床结果。因此，音乐为中心音乐治疗把音乐作为体验的媒介后一定会引领出音乐化的目标或成果的这种说法是错误的。要回应这种驳斥需要我们对以下两个问题进行讨论。第一，究竟什么叫作治疗的"成果"？第二，音乐化成果和非音乐化成果的区别在哪？

对于第一个问题，我们认为，当音乐作为媒介时，其治疗价值就存在于那个时刻发生的音乐本身之中。我们所期望的治疗成果蕴含于来访者在音乐中那些或主动或被动的投入里。这意味着治疗的目标成果就是在音乐体验中发生的那些事。音乐是媒介的概念本身就会引出以上对治疗成果的性质的看法。这不代表所有的那些次级好处不会在来访者音乐之外的生活中出现。如果有人想把这些次级好处归入治疗成果之内，我们并不反对。然而，一旦这些独立于音乐体验以外的好处被当作主要的治疗焦点，音乐作为媒介的意义就随即失去了。

这种原理也适用于其他不同形式的艺术。例如，试想某人在博物馆参观了一个下午，欣赏如雷诺阿等印象派画家的杰作。其对画家在居家和室外场合中对自然光运用的细腻之美萌生了理性的赞许，这是参观的收获之一。但这不能抹杀欣赏他的画作这一活动作为体验媒介的属性。肯定没有人会一边欣赏着雷诺阿的画，一边焦急地等待着理性顿悟的出现，从而得到雷诺阿把自然光运用得很精妙的这个知识。我们反过来看，同样不太可能有人会在愉悦地欣赏完名画后随即觉得这个体验没有价值，原因是他觉得这种体验没有延伸到生活的其他领域中。而且，在最初的艺术欣赏体验结束之前，我们都不知道这个体验会不会成为某种具有工具价值的手段，如这个体验是否能增加我们在走出博物馆之后对于世界光影变换之美的钦慕。因此，观众欣赏艺术品并不是因为这个体验可以作为通向外部目标的手段。尽管审美体验在治疗环境和非治疗环境中可能有诸多不同，但是两者的相同之处是它们本身就具有价值。

至于第二个问题，也就是音乐化成果和非音乐化成果有什么区别，我们首先给出两个简单的但并不那么令人满意的答案。

第一个答案是，从定义上来讲，所有发生在音乐中的事件都属于音乐成果。换句话说，因为"音乐"很难被定义，所以"音乐成果"也很难被定义。因此，从定义上来讲，所有在音乐活动中发生的主动的或被动的事件都属于音乐成果。

上面这个答案不令人满意是因为有很多在音乐中可能出现的体验在绝大多数人的眼中都会被看作非音乐。比如，治疗师演奏的音乐勾起了某个音乐治疗来访者对于重要家庭成员的回忆。在治疗师继续演奏音乐的同时，这个来访者随即开始通过语言去探索他与治疗师之间的关系。我们认为这种突然的追忆或许也可以通过其他的方式被触发，而不仅仅限于被音乐触发。一种熟悉的气味、一幅画，甚至是治疗师的某句话都有可能勾起相同的回忆。基于以上几个原因，我们不想把以上及类似的体验归类到音乐体验的范畴之中。

第二个答案是，只有那些能被音乐术语准确形容的体验才能被认为音乐成果。鲁道夫－罗宾斯音乐治疗中对于来访者音乐的关注是一个很好的例子。它致力于提高来访者在不同音乐体验中积极聆听的能力等。只有能用音乐术语描述的成果才能被称为音乐成果的这种方式似乎能很清楚地回答该问题，但这种做法遗漏了某些体验，而大部分人会把这些体验归入音乐体验的范畴之内。

可以确认的是，这种在音乐中的体验并不能被其他音乐外的体验所替代，而偏偏紧密地与它们在音乐中的来源相连。比如，在音乐中获得的超个人体验和用冥想甚至精神药品所取得的超个人体验是不同的。这种体验是音乐化的，并且带有与作为其载体的音乐的性质紧密相关的特征。因此，我们还是坚持认为这些领域中的体验是音乐体验，不管音乐术语是不是描述它们的最好手段。

这些体验多数源自人和音乐强有力的结合或汇聚。不管是在音乐引导想象中通过体验意象的变幻而达成自我实现的成人身上，还是在带有多种发育缺陷的孩子身上，人们都能看到这一现象。但是我们相信，人与音乐达成一致的程度越深，音乐本身就会越少地被具体描述或体验。这个观点可以很好地通过类比的方式来解释。

让我们把音乐想象成一条河。人可以站在河岸上，完全从外部来观察这条河。其能看清河的特征，也可以很好地描述它作为一条河的特质。我们可以描述河水流淌的速度、水中礁石的分布以及礁石引起的涟漪的形状。河的特质可以被人清晰地捕捉，因为这些特质对于在河外面的观察者来说是那么明显。

现在请想象一下你身在河中的一叶扁舟上。你随着河水流动，在某种意义上成为河的一部分。你还是可以清晰地看到河的某些特征，如上面提到的涟漪的形状，但有一些你只能直接地体验，因为你现在搭乘着河流，和河水的流速保持一致。河水还在流动，但是你所体验到的速度是不一样的，因为河水的流动对你来说并不是一个完全的身外之物。河水的流动提供给你一种不同的体验。而且，你可以关注到河岸。在某种意义上来说，这在之前是不可能的。尽管置身于河中是这种体验的先决条件，但是这不是一种对于河的本质的体验。

最后，请发挥你的想象，想象你自己就是一条河。你变成了它的水流、它的涟漪、它的漩涡、它的运动。你感受到这所有的一切，唯独感受不到这河本身，因为现在这河就是你去感受万物的媒介：感受河岸、礁石、阳光等。你感受不到这条河，因为你就是这条河，但是现在你有了一种只有作为河才能感受到的独特体验。这不像其他的任何一种体验。这只能被描述为"河一样的体验"。

在最有力量的音乐体验中，人和音乐产生融合，抑或人超越自己现有的个人身份。这时，某些如同河流例子的事件便会发生。用音乐术语具体地描绘这种体验的性质变得不再重要甚至是不再可能。人深深地融入音乐中，以至于音乐作为外在存在的属性消失了。

其形体对于体验者来说已经不是最重要的了。与之相反，最重要的变成了存在于音乐中的体验。更准确地说，这种体验并不是一种音乐的体验，而是人作为音乐去体验自己及整个外部世界。

我们不能仅仅因为用非音乐的词汇可以更好地描述这种体验就把它归于非音乐体验中，因为不管来访者体验到了什么，这种体验都只能在有音乐存在的时候出现。而且有悖于直觉的是，当来访者因为完全融入音乐中而导致音乐特征完全脱离来访者意识焦点的时候，音乐的特征对于治疗师来说会变得极其重要，特别是在那些治疗师需要负责引导音乐流动的主动式和即兴演奏式的治疗方法中。

如果我们坚持认定对音乐的创造和体验本身可以作为合格的音乐治疗目标的话，我们就有义务探讨临床音乐的特定性质和来访者需要之间的关系。这种义务是把音乐看作媒介的音乐治疗手段所独有的。加雷德解释了为什么把音乐当成外部手段的治疗方法没有以上的这种义务。

在治疗中，如果音乐只充当通向某一事先决定的目标的手段，音乐就变成了与众多手段并列的一员。把它当作手段之后，它本身就乏善可陈了。它的意义仅仅在于能通过它完成的目标。在纯粹工具主义的音乐治疗中，音乐仅仅被用于达到其他目的，音乐便像它被看成的方式一样，退居二线。在这种处境下，音乐作为媒介那与众不同的性质也就不再凸显。

尽管我们说音乐为中心理论的出现是音乐治疗行业通向成熟的重要一步，但指出音乐为中心理论家所面临的主要挑战是非常重要的。我们要明确，音乐为中心的观点是与音乐规律以及人类健康规律相一致的。否则，音乐为中心治疗理论就有"开历史倒车"的危险。选择音乐为中心理论以及实践绝不是因为我们没有能力或者不愿应用其他领域的理论，而是因为我们意识到了把音乐本身作为主要关注对象所能获得的独特好处。因此，对人类参与音乐方式的深刻理解是音乐为中心临床理论框架的一个重要组成部分。

二、原生理论与音乐治疗

纵观历史，对音乐治疗临床过程的解释充斥着其他学术领域的理论，如精神分析和行为主义学习理论。在音乐治疗中运用非音乐的外来理论有很多优点：①可以促进学科之间的交流；②这些理论具有现成的理论根基；③可以更好地赢得其他利益相关者的尊重，如医生。然而这种做法也存在着很多缺点：①必须把在音乐治疗中出现的音乐现象归入那些为解释非音乐现象而设计的门类里；②因为理论会在潜意识中像一面滤镜一样影响我们的感知和认识，所以这种做法可能会令我们忽视音乐治疗实践中重要而独特的各种现象和特征；③库恩认为，原生理论标志着一个学科的先进性，而运用各种搬运理论是学科在成熟过程中的一个过渡阶段。按照库恩的观点，搬运理论会抑制学科的理论发展。

一些音乐治疗师提倡发展更多主要用于解释音乐治疗过程的原生理论。他们相信，这种理论有助于音乐治疗作为一个专业得到进一步发展。音乐为中心的音乐治疗理论是本书主要讨论的内容，它和原生理论虽然有很多共同点，但是两者并不等同。许多音乐治疗师都曾倾向于把原生理论和音乐为中心理论混为一谈。尽管有很多理由使音乐治疗师持有如此观点，但两者实际上存在着一些差别。

在其他相关领域中，已经有人思考过原生理论和那些与实践相关的艺术性的理论之间的异同。表达性艺术治疗师肖恩·麦克尼夫在他对艺术之于人类的意义的研究中似乎并没有区分以上两者。他认为，现在一种常见的情况是，关于艺术在心理治疗中的应用的研究经常把自己囊括在传统精神病学理论的框架之下。这种做法会使研究失去它的新颖性和独创性。在现今的学界，我们需要一种新的流派。该流派需要做到理论性和操作性并重，并从艺术本身的历史连续性出发。

盖里·安斯德尔也持有类似的观点。他既支持创建专门针对音乐治疗的理论，也在一定程度上把原生理论与音乐为中心理论画上等号。在讨论音乐治疗中解释性理论的各种来源时，他发现："去承认其他治疗理论对我们想法和价值体系的影响并不代表着我们要完全地使用从外来系统中照搬的概念来解释音乐治疗本身。当我们把注意力从治疗中的音乐元素上移走，而去过分关注那些照搬的理论体系时，我认为是很危险的。"

安斯德尔在批评搬运理论的同时肯定了桥接理论的潜在贡献。他在其著作中进一步阐释了他的观点。他表示："本书的中心是为音乐治疗探寻一种更原生的模型。这种模型会引起大家对音乐现象的进一步重视。但我绝不是要摒弃其他的理论模型。"

尽管安斯德尔不断呼吁学界通过音乐学的角度去关注音乐治疗现象，他也同时意识到，只通过音乐学的角度去理解就像只通过心理学的角度去看问题一样，也是存在缺陷的。他认为，非音乐的理论倾向于忽略客体（音乐），而音乐学理论倾向于忽略主体（演奏者或听者）。安斯德尔还认为，音乐治疗会从一个"学科特有"的理论视角中取得进步。这表明他公开支持建立原生理论。

为了支持他的论点，他引用了莱斯利·邦特的说法："我们可以开始从音乐治疗本身出发去构建一种视角，也许随着我们对音乐和音乐过程更深入的理解，我们会开始察觉到音乐治疗过程中音乐的中心地位。"

由于从心理学、心理治疗或神经学中搬运而来的理论通常缺乏描述音乐特征和功能的元素，所以尽管原生理论与音乐为中心理论两者存在着概念上的区别，但原生理论中往往存在着音乐为中心的理念。在排除其他因素的情况下，从音乐治疗实践中汲取出来的理论自然会比从其他与音乐不那么相关的领域中搬运过来的理论更强调音乐。正如安斯德尔所言："要了解音乐治疗的独特之处，我们必须追溯到音乐的独特之处。"

迈克尔·托特也认为，搬运其他学科的理论和模型限制了音乐治疗的发展。通过将音乐治疗作为一种疗法被接纳的愿景寄托在成为医学和心理学的附属学科上，音乐治疗会忽视对它自己独立之本的追求。用其他领域的理论来制定音乐治疗的解释机理会使音乐治疗的作用被错误地理解和解读。随即，音乐治疗发展其独立的科学基础和临床基础的空间将被限制，使音乐治疗成为其他学科的附庸，这是搬运理论最大的不足。

托特强调，音乐治疗的基础理论模型应该建立在音乐行为的机制之上。也就是说，音乐治疗理论的源头应该是音乐在非临床情形下的作用原理。总而言之，音乐有治疗功效并不是因为音乐与其他学科的理论模型有相关性，音乐本身就是有治疗作用的。我们有必要了解音乐作为其本身的治疗功能以及如何运用音乐进行治疗。可见，托特似乎同样相信音乐治疗原生理论必须主要建立在已知音乐性质的基础上。

但托特认为音乐治疗的疗效一定体现在非音乐方面，而且托特认为，取得更多符合传统定义的研究成果是音乐治疗领域发展的唯一途径，这是我们所不认同的。

从根本上讲，原生音乐治疗是不是一定要以音乐概念为理论基础是由两方面决定的，一方面是理论家对音乐治疗在学术界或专业领域中的应当归属的理解；另一方面是理论家对"原生"这个词的定义，我们在这个问题上持折中立场。

因为我们支持把音乐治疗归入音乐学科的范畴内，我们的立场带有较强的音乐为中心色彩，这意味着我们把和音乐相关的概念视为音乐治疗理论的核心。但是有一些人会把这种立场延伸到认为原生理论都是以音乐为中心的（因为音乐治疗从本质上说是一个音乐学科）。我们认为"原生"这个标签描述的是概念的使用方法而不是理论的源头，这使非音乐学科中的相关概念也可以正当地融入原生理论。原生理论不一定是音乐为中心的。

另一些人认为，音乐治疗在本质上是一个交叉领域，那么也许从另一种激进的音乐为中心理念的角度来看，原生音乐治疗理论不能是音乐为中心的，因为交叉领域意味着与音乐相关的理论和与治疗相关的理论在任何真正的原生音乐治疗中都一定是要互相平衡的，而不能只有音乐占主导。然而，如果非音乐概念可以和音乐概念较好地融合，温和派的音乐为中心理念并不把这些非音乐的概念排除在音乐治疗实践的基础元素之外。总而言之，在受温和派音乐为中心思想影响，并认为音乐治疗是综合学科的视角下，原生理论不一定是音乐为中心的，但是也不排除它成为音乐为中心理论的可能性。

不管我们站在什么立场上，仔细考量其他领域的知识能给原生理论带来何种好处都是非常重要的。尽管我们对原生理论非常感兴趣，但也必须承认，理论不是从数据演算中得出的，而是从数据推论中得出来的；理论不是凭空而来的，而是已有知识、创新思维、敏锐直觉以及对领域的精熟共同作用的结晶。在某种意义上，我们需要用一个理论去创造另一个理论，因为如果没有理论，在收集和分析数据的时候我们就没有指导方针。如果没有理论，所有的现象和事实都会变得等价，我们在给发现和经验进行重要程度的区分时就会无所适从。其他学科中的概念对于发展原生理论存在着多种益处。这些概念可以通过类比、示范以及隐喻的方式（如对"场""力"或者"能量"等概念的运用）为原生理论提供灵感。其他领域的概念也可以拓展我们对自然、人性以及人类存在意义的眼界。最初的音乐治疗理论有着被这些概念所影响的惯例，受到各种各样的包括物理学、人类学以及超个人心理学在内的学科的影响。而且，在某些情况下，特别是当某个其他领域的理论和音乐治疗师的实践存在着天然的跨学科一致性时，该理论也许能提供某些可以转化到音乐治疗领域来使用的具体机制。

其他学科中的概念也可以作为发展原生理论的桥梁。所有的概念，即使是所谓的原生概念，都不是空穴来风的。我们的一切思想都被我们读过的和体验过的内容所影响着。在某种程度上，如果不去学习怎么用理论化的方式思考，我们也不可能创造原生理论。而学习的最好方式就是学习现存的理论，以及学习怎么用理论归纳我们的经验。

理论家及理论的发展成长和艺术家的发展成长并没有太大的区别。艺术家的成长过程包含了学习前人的成果：画家在临摹大师作品的过程中发展出自己的风格，而音乐家也要练习大师的独奏乐曲。也许，这是事物普遍发展规律的缩影。也就是说，在音乐治疗师开始发展原生理论之前，首先要精熟其他领域的理论。音乐治疗师要良好地发展出原生理论，则要先理解搬运理论。即使最终面临着被取代的命运，其他领域的概念对行业整体的发展及从业者个人的发展都有好处。

梅赛德斯·帕夫利切维奇曾讨论了原生理论和搬运理论的相对价值。她认为，对于音乐治疗现象来说，不同的学科可以提供不同的视角，而每种视角都有其不同的潜在价值。尽管如此，她也指出，这些视角中没有一种是完全契合音乐治疗的本质的。出于这种观点，她批评了两种音乐治疗理论家的做法：第一种是随意引用外部概念而不去考虑这些理论的来源与其应用的领域是否存在天然兼容性的理论家；第二种是从原则上拒绝从其他领域搬运理论的理论家。她认为，从其他领域搬运理论有着不可替代的优点，包括能定义音乐治疗和其他专业之间的共同点，以及通过在不同的领域之间建立共同的交流体系来促进学术交流和合作等。

从某种意义上来说，帕夫利切维奇尝试跳脱出原生理论与搬运理论之争，因为她认为这不是理论之间最重要的区别。与之相反，不管理论的源头在哪里，我们都应该检验理论和音乐治疗具体实践的契合度，而且我们应该更重视那些能恰当准确地描绘实践的理论。

音乐治疗师已经注意到，很多引领音乐治疗研究的理论缺乏与音乐治疗实践的相关性。因此，从实践中直接提炼的理论能够弥合这个横亘在治疗师和研究者之间的裂隙。帕夫利切维奇相信，知识的创造不是凭空而来的。我们有义务探索如何用外部理论知识丰富我们对音乐治疗的理解，同时，我们也有责任了解我们想去借鉴和搬运的领域中知识的构成，以确保理论知识和音乐治疗的相关性。

三、基础理论和普适理论

很多音乐治疗理论的适用范围基本上只局限于它所关注的领域，并只能解释这些领域中的某些特定现象，如弗洛伦斯·泰森以及玛丽·普利斯特利的理论。这两位都是著名的音乐治疗理论家，但在特殊教育领域工作的音乐治疗师就很难把她们二位的理论与自己的工作建立起直接的联系。

如今，很多理论家都希望建立一种可以被应用于所有音乐治疗实践的基础理论，不论这些实践的操作手段如何，属于何种流派，针对的是什么样的来访者。从这种信念出发，有些人，如托特，则进一步产生了使所有正规的音乐治疗干预都遵循同一种基础理论的愿望，他希望音乐治疗实践变得更加科学化和可量化。然而，这种视角同时也存在局限性，因为它要求音乐治疗必须可以用实验方法来验证。这样一来，有一些音乐治疗方法虽然可以给来访者带来很大的功效，但是也不得不被排除在外，只因为它们不能通过实验流程来衡量，而原因可能是这种方法的个人化程度过高，抑或是这些功效无法被赋予操作性定义。

一直以来，很多互相矛盾的理论都在角逐音乐治疗唯一基础视角的宝座。所有这些理论都是从其他的领域引入的，而且似乎都存在着先天性的问题。行为科学主张，所有的音乐都属于人类行为，音乐治疗师研究的也都是行为，因此解释音乐治疗过程的机制也就应该是行为学习机制。然而，有一些音乐治疗师把主动及被动的音乐技能及对音乐的敏感性视为一种智慧的体现，而不只是一种局限于行为主义理论范畴内的行为。

以泰勒为代表的一些理论家呼吁，神经科学应该在音乐治疗中占有基础地位。他们认为，所有的音乐活动都在大脑中发生，所以脑科学与所有的音乐治疗手段都具有相关性。而且，他们还认为，神经系统的活动以及相关的化学反应终将能解释所有的音乐治疗过程。加斯顿认为，膝跳反射、欣赏美丽落日、聆听交响乐、品闻玫瑰，这些过程的神经机制都是一样的。这段话恰恰很好地证明了通过神经学层面理解音乐治疗机制往往是缘木求鱼。

在脑科学中寻求对人类体验的解释就如同通过计算机中电路的结构来理解文字处理软件的工作方式。虽然没有硬件就没有软件，但是这不能代表对硬件的理解能帮助我们解释软件的工作方式。这两者是不同层面上的结构，而且高级结构中的继发现象不能被简化为基础结构中的基本现象。

心理动力学理论家相信，人类一定会被其潜意识影响，所以所有的理论，不管运用在什么样的领域，都一定要考虑潜意识对思维、情感和行为的影响。因此，如果要尝试对音乐治疗过程进行解读，那么就一定要有心理动力学的参与。

在某些国家的音乐治疗领域中，音乐心理治疗占主导地位。与之相反，包括美国在内的另一些国家的音乐治疗领域则有以康复、医学和特殊教育等为主导的历史传统。然而，因为音乐心理治疗在诸如英国等国家一直占据主导，而其中心理动力流派占据着优势，故通过个别理论来决定所有音乐治疗实践的正当性和合理性的倾向正在逐渐增长。这种倾向导致如果治疗师不采用心理动力的架构和步骤来进行治疗就是违反伦理规定的，所做的治疗就是不合格的。继而，只有能在督导中运用如检验反移情等技术的督导师才是合格的。这种基于某种特定理论来建立整个行业的伦理规则的做法最终会创造一个极端同质化的行业，并不能满足不同音乐治疗来访者多种多样的需求。这种倾向不仅仅局限在特定的某类音乐治疗师中。

尽管"普适理论"和"基础理论"这两个词似乎可以互相替换，但它们在音乐治疗文献中的使用方式实际上是不同的。创造一个能被广泛使用的理论是很多科学活动的核心目标。例如，爱因斯坦建立的统一场论以及达尔文的进化论。普适理论的发展可以被视为在普适性和独特性之间建立起来一种平衡：其必须足够具体，以能在局部情境下有意义；其也需要足够广博，以能在尽可能多的情形下发挥作用。

尽管我们在科学哲学文献中从未发现"基础理论"与"普适理论"这两个词有区别，但是在音乐治疗中，这两个词似乎发展出了区别。一些人，如泰勒和托特使用前者，也就是基础理论来描绘他们所认为的大一统理论；另一些人，如肯尼、斯梅斯特斯则更喜欢用"普适理论"这个词。

从概念上讲，基础理论似乎源于一种特定的理论观点，会把实践以及实践这个概念本身限制在较小的范围之内。和其字面上的意思相反，基础理论以一种"自上而下"的方式运作，决定着何种形式的实践才是规范的。作为所有实践的根基，基础理论会引起业内一家独大的状况。一些理论家呼吁建立普适理论是想从实践和理论的现状出发，然后把多种思想融合为一种普适性的统一。这是一种相对来说"自下而上"的工作方式。但这并不是说普适理论的倡导者没有他们自己的理论观点，这代表了作为普适理论核心的包容性会持续地督促治疗师以适当的方式拓展与完善自己的理论观点。

针对基础理论，我们可以再补充三点。

第一，和其他理论体系一样，也有人认为音乐为中心理论可以成为基础理论。这些人提出，在所有的音乐治疗中，最大的共同点就是音乐的存在，所以音乐本身的性质应该是所有音乐治疗的基础。

第二，迄今为止并没出现有足够说服力的论据能使任何一个单独领域成为所有音乐治疗应用的基础。这种现象并没有降低任何一个领域各自的价值，反而揭示了这些理论的基础应该是相互补充而非相互矛盾的。这种视角能支持实践中的多样性，也能帮助规避学术界的敌对和分裂现象。该现象使音乐治疗师无法建立一个团结、强大和多元化的行业。在这样的音乐治疗行业愿景里，治疗师虽然持不同观点，但是彼此尊重。一旦我们承认，关于科学、治疗、人类健康的观点是多元化的，我们便继而能了解，社会作为一个整体，会更受益于一个充分多元化的音乐治疗行业，而不是一个依附于唯一世界观或价值体系的行业。

第三，使用基础理论，或者更精确地说，把理论当作实践基础的做法本身是没错的。比如，某个特定的心理动力学概念，以反移情为例，是某个治疗师自己实践的基础。他相信反移情这种现象是始终出现的，并且会一直影响治疗师对来访者的认知。这种观点可以作为该治疗师的基础信念。但是当这种特定的信念超越了其发源领域，开始用一种笼统的方式强加到那些理论框架中不包括反移情或者其工作和反移情不相关的人身上时，问题便开始浮现。

综上所述，我们发现，基础理论和普适理论有着它们各自的作用。对两者的混淆会导致人们用基础理论扮演本应由普适理论扮演的角色，试图把自己的基础信念强加到整个音乐治疗行业之上，并把它们当作普适理论的元素来对待。这种做法会导致音乐治疗领域出现问题。

卡洛琳·肯尼曾探讨了音乐治疗中普适性和独特性之间相互制衡的关系。她发现，音乐治疗师对独特性的重视有几个原因：我们希望强调我们专业的独特性，以求给我们自己一个存在的理由；我们希望给予来访者的体验是独一无二的，他们在别的地方体验不到；而且我们也希望来访者做他们独特的自己，以求到达他们心中本真的那片天地。

肯尼提出，对意识的探索可以平衡普适性和独特性，把我们从这个两难的局面中解放出来。意识这个概念既可以承载复杂多维度的体验（独特性），也可以承载那些表面化的体验。对于创建普适理论，肯尼表现出一种开放和灵活的态度。她的观点并不教条，也没有把某个个别概念放到基础的位置上。她为普适理论的建立指引了一个可能的方向。即使是那些倾向于排斥此类举措的人也会被其所吸引。

肯尼认为，一个具有开放性的普适理论可能包含以下的特征：考虑一些典型呈现方式、考量其和自然界的关系、承认治疗师是一个主观并活跃的存在、以一种与解释性理论架构截然相反的方式来看待价值所扮演的角色、代表着治疗界的集体意志、能代表尽可能多的音乐治疗师以及给例外情况留出余地。最后一项用肯尼的话说是"个别化"，她在此借用了艾伦·迪萨纳亚克的概念。

考虑到以上的这些特质，很明显，肯尼关于普适理论的想法的精髓和目的是与基础理论的基本原理相反的。肯尼的动机是包容的，要把现有的多种实践形式调和至更广大的层面。之前提到的基础理论从一种个别且狭隘的研究领域出发，可能导致治疗实践的单一化。与之相对的是肯尼的普适理论可以通过突出模型、流派以及不同文化之间的联系来优化音乐治疗理论："在普适理论中，我们想看到的是能帮助我们去理解各种方法、治疗对象以及治疗模型的综合法则。"

肯尼把普适理论的创立当作音乐治疗发展过程中的一个必经步骤："如果我们有普适理论，我们大家就可以作为同一个领域而共存，因为在世界的发展中，我们将会找到我们独特的位置。而且我们将会使用我们自己的术语，并运用在同来访者的工作中获得的、在研究中获得的、在和其他音乐治疗师交流时获得的以及和其他行业人士交流时所获得的直接经验来诠释我们的领域。"物种通过演变而更加独特来生存和进化。肯尼认为，个人的发展也遵循相同的道理。她希望通过与这种内驱力的连接程度来定义表达的艺术性和创造性，而不是通过某个具体的审美元素的体现程度。对于音乐治疗来说，最具有普适性的是我们作为独立个体的那种尽可能变得独特的内驱力。

肯尼这种看起来有悖于常理的观点实际上和我们对保罗·鲁道夫和克莱夫·罗宾斯早期工作的研究成果不谋而合。尽管我们在研究的开始阶段尝试寻找的是不同个案中隐含的相同发展模式，但是在研究中，我们发现，定义鲁道夫－罗宾斯音乐治疗的恰恰是其个人化的特点，即在治疗的不同阶段使用音乐去推动每个个案各自独特的发展。从璞玉中打磨出形态各异的特别个体，这既可以描述一段音乐的发展，也可以描述一个人的发展。因此，把个体自我发展的倾向和规律与掌管音乐发展的力量相连接的程度将会成为任何普适理论中重要的一环。

第二节　音乐治疗的原则、层次及形式

一、音乐治疗的原则

音乐治疗是心理治疗的一种方法和手段，因此它应遵守与一般心理治疗相同的治疗原则，如保密原则、交友原则等。除此之外，音乐治疗还有一些特殊的治疗原则。

（一）基本总则

音乐治疗的基本总则应该包括三个方面：一是遵循心理治疗的普遍规则；二是遵循音乐的基本规则；三是遵循中西医学的基本准则。

①快乐的原则。与噪声相比，乐音是令人舒服的；与非理性认知纠正和反复循环的艰苦的行为训练相比，音乐治疗是令人愉悦的；与道德说教和理性说服不同，音乐治疗可以不依赖于语言，不取决于智力，不需要顿悟，只需要聆听、参与和玩耍。正如精神分析所认为的那样，快乐原则是潜意识活动的规则，那么，音乐治疗必须利用和遵循最原始的心理机制。如果音乐治疗不遵循快乐的规则就不能适应智力发育迟滞等特殊人群的需求。

②以当事人为中心选择乐曲和音乐治疗的方式。无论音乐治疗师有如何美好的主观想象和完美设计的治疗方案，其最终选择什么音乐治疗曲目、采用什

么样的表现形式和施加方式都必须以当事人的智力、情商、接受程度、音乐表现能力、依从性和兴趣等个性因素为转移，都必须以有利于促进当事人积极健康的心理发展为前提。无论何种音乐治疗形式都像其他心理咨询和心理治疗一样，最终要以增强当事人自主利用音乐来调节心理的能力为目的，即使是针对特殊儿童的音乐治疗，也要逐渐培养儿童成为学习的主体和活动的直接实践者，治疗师或教师只是发挥设计与组织活动和评估的作用而已。

③遵循音乐的美学和正面引导的社会性原则。音乐是一把双刃剑，这不仅是因为乐思有高雅与低俗、积极与消极之分，旋律也有热烈活泼与低沉悲哀之别。因此，音乐治疗选择曲目的认知和情绪导向不仅要严格考究，而且使用音乐的时间和对于旋律的感觉也要认真考量。音乐治疗所选择的形式和内容应该是有利于促进建立和谐的人际关系，热爱祖国、热爱自然、热爱生活，感恩父母和他人，增强自信心，表达纯洁爱情等传达积极向上的正能量的音乐。旋律优美的音乐有助于促进人的生物节律的调整和实现人的身心健康的目的。

④"祛其有余，补其不足。""虚则实之，实则虚之。"这些既是中西医学的治疗准则，也是符合行为主义和现象学心理治疗的基本要求。行为主义从定量的观点来看心理问题，正常心理与变态心理并没有绝对的界限，而只是表现程度上或数量上的差别。因此，我们可以将所有心理问题简单地分为反应"有余"与"不足"两大类。如躁狂、焦虑、强迫是反应过度，也可理解为"实证"；抑郁、自闭是反应过低，也可理解为"虚证"。对于心理或行为反应过度的对象，音乐治疗应选择节奏缓慢、音量小的古典纯音乐，也可称之为"实则虚之"的治疗；而对于心理或行为反应过低的对象，音乐治疗应选择节奏较快、力度较强、音量较大的乐曲，也可称之为"虚则实之"的治疗。从现象学来看，人类的知识既可以来自实践、实验，也可以来自自明性。所谓自明性就是不证自明的道理。

（二）循序渐进原则

音乐治疗要根据来访者的心理特点，循序渐进地播放音乐。从音乐选择的角度来看，要循序渐进。如引导悲伤情绪的音乐有轻度、中度和重度之分。选择音乐一般是从轻度音乐开始，逐渐过渡到重度音乐。从播放音量角度来看，音量也要逐渐增大，让来访者逐渐适应。

（三）学习与启发原则

遵循学习与启发原则具体是指在进行音乐治疗时，对不懂音乐的来访者进行教育和引导，向来访者介绍有关音乐创作的背景和音乐家所要表达的意境。

可以在治疗前，先尝试让来访者听一段音乐，使其用心体验音乐的意境。如果来访者听不懂音乐的意境，心理治疗师应做一些解释，帮助来访者理解。

（四）个性化原则

因人而异的个性化原则意味着不同的人即使有相同类型的心理问题，也会因为当事人的民族、性别、年龄、文化程度、人格类型不同而表现出不同的症状，也因每个人的音乐感受、音乐才能、音乐喜好的差异而导致音乐治疗方式和效果不尽相同。音乐治疗的个性化就是要求依据个案的人格、认知、情感特点和音乐才能等因素选择音乐治疗的乐曲和实施方式。一般的原则就是从来访者的优势能力开始，逐渐过渡到其弱势能力方面的训练。例如，有些来访者喜欢敲击而且节奏感较好，那么，音乐治疗就可以因势利导，从敲击乐的活动开始切入，逐渐过渡到对其他能力的拓展。又如，对于性格外向的来访者可以使用表演和歌唱形式，而对于性格内向的来访者则使用聆听和器乐演奏的形式更为合适。对于中国人，尤其是中老年人使用民乐、民歌和地方戏剧等中国化的音乐类型较为合适，而青年人则偏爱西洋音乐和流行音乐。

音乐治疗要根据对象所处的环境和条件选择适宜的音乐曲目和表现形式。如根据对象的智力发育程度不同，在特殊孩子音乐治疗机构通常使用较为简单的小型打击乐和吹奏乐，而在普通学校则多应用钢琴、风琴、小提琴、小号、黑管，以及中国民乐器。在精神病医院的音乐治疗中常采用单纯的人声歌唱、音乐聆听等较为安全、容易操作的方式。

个性化原则与团体治疗并不矛盾。对于有人际沟通障碍，社交能力较差，社会适应能力不足的儿童或成人实施音乐治疗则应以团体治疗为主。将同质的治疗对象安排在同一个治疗团体中，这里体现了个性化原则与团体同质原则的辩证统一。

（五）目的性原则

音乐治疗与一般性音乐娱乐最大的区别在于：音乐治疗是一种围绕心理问题或身心疾病而有意为之的治疗行为；而音乐娱乐则是一种仅仅为了愉悦心情而随意为之的生活行为。因此，在进行音乐治疗前必须清晰地界定需要和可以治疗的心理问题。《法华经》中就有因问题相异而说佛法有别的教导。"若人遭苦，厌老病死，为说涅槃，尽诸苦际""若人有福，曾供养佛，志求胜法，为说缘觉""若有佛子，修种种行，求无上慧，为说净道"。例如，同样是失恋，各有各的原因，各有各的心情和不同程度的痛苦，推荐的治疗乐曲自然应符合来访者个性化的心理情结，而为治疗目的服务。又如，同样是自卑，有的是因为身体残疾，有的则是因为自我认识偏差，这也需要选择有针对性的乐曲。

现象学认为，心理总是有所指的活动。音乐治疗的目的性原则意味着既要清晰地界定需要治疗的心理问题，如情绪低落、焦虑、心神不定、悲哀、愤怒、存在虚无感或无意义感，又要明确通过治疗将要实现的具体目标。如识别和界定一个恐惧症患者在某种特殊情境下恐惧发作的症状，明确通过教授在音乐背景下的放松术，使其在较短的时间内达到放松的治疗目的。

音乐治疗的目的性原则主要通过心理治疗的长期目标和短期目标来体现。所以，音乐治疗应该有一个由多首乐曲欣赏或演奏的系统性设计，而不是用一首乐曲就能实现一个治疗目标。

（六）生活化原则

音乐教育与音乐治疗并非远离生活，只要运用得当，独具匠心，生活中的许多器具、生活场景和家务劳动都可以成为音乐治疗的素材，这样可以避免音乐治疗的时间过短和过于单调乏味。例如，我们可以利用锅碗瓢盆、文具盒、纸张、矿泉水瓶、各种球类等日常器具充当活动用的乐器，韵律步行、跑、跳、点头、挥手、踢腿、拍手、跺脚都可以成为音乐韵律训练、言语韵律训练的动作。音乐治疗的内容应贴近人们的生活体验，如洗手、刷牙、拖地等生活情境和家务劳动都可以成为音乐表现的内容。结合儿童的日常学习生活，可以配合体操、课堂行为规定、学校行为守则等内容将音乐编成体操歌、校歌、队歌等。对于特殊儿童来说，音乐的内容不仅是儿童生活本身的写照，而且是特殊教育试图达到的目标。一个可行的操作方法就是，根据儿童的心智发展水平，通过将与其相适应的生活内容给其已熟悉的歌曲填词来实现音乐治疗内容的生活化。

二、音乐治疗的层次

（一）支持性音乐治疗

支持性音乐治疗是依托音乐治疗所营造出的温馨自在的治疗环境，通过娱乐式的治疗形式，协助来访者建立起情感的支持系统。其干预策略主要包括两个方面：一方面，治疗师从预防心理疾病的角度出发，广泛普及和推广音乐保健知识，引导来访者应用音乐保健方法保护其身心健康，帮助他们建立起积极乐观的生活态度；另一方面，治疗师可运用支持性音乐治疗，对出现异常情绪的来访者进行心理干预。音乐治疗师运用音乐治疗中的互动活动所产生的情绪体验，协助来访者宣泄焦虑、紧张、抑郁和恐惧等不良情绪，稳定其失衡的精神状态，帮助他们摆脱负面情绪的困扰，使其恢复正常的情绪状态。

由于支持性音乐治疗所强调的是情绪和行为的改变以及技能的提升，并没有涉及来访者的领悟和认知探索，因此支持性音乐治疗多为指令性、引导性和适应性的音乐治疗。此类音乐治疗方法适用于亚健康、有情绪（情感）障碍的来访者。其主要的治疗方法包括：音乐治疗师让来访者演唱自己喜欢的歌曲、选择心仪的乐器即兴演奏、随着音乐即兴舞蹈等，实现抒发来访者情感和释放其负面情绪的目的。治疗师通过语言引导来访者，通过音乐渐进式肌肉放松、音乐减压冥想、音乐即兴绘画等方法，缓解来访者的心理压力。治疗师通过具有结构性的集体合唱、器乐合奏、团体舞蹈表演、戏剧表演等方法，提升来访者的语言沟通能力、情绪表达能力、动作协调能力、行为适应能力、社会交往能力等。

（二）再教育性音乐治疗

再教育性音乐治疗聚焦于探索和讨论来访者潜意识的感觉，借助音乐治疗帮助来访者实现认知领悟能力的提升。在音乐治疗过程中，音乐成为引发来访者此时此刻情绪和认知反应的重要载体。通过音乐本身具有的共情、移情和同化的功效引导来访者理解、感悟自身的情绪和心理问题，并最终在音乐力量的作用下稳固来访者的积极情绪，转化其错误认知观念。除音乐外，音乐治疗师的介入也是再教育性音乐治疗的重要干预手段。音乐治疗师通过对来访者实施特定的音乐活动，用音乐或语言引导来访者审视自己与他人的不稳定关系，让来访者在探讨人际关系的过程中发现人际关系恶化的原因以及自身的责任，使来访者积极改变困扰其人际关系的不良行为。

再教育性音乐治疗在治疗方法上常用到认知音乐治疗、人本音乐治疗、交流分析音乐治疗等学派的治疗方法。此类音乐治疗方法适用于有认知障碍、行为障碍的群体。例如，音乐治疗师通过乐器演奏、音乐同步聆听、音乐聆听回忆等方法，让音乐和来访者的心理状态保持同步。当来访者与音乐产生共鸣后，治疗师逐渐改变音乐，引导来访者的生理、心理和情绪状态向预期的方向改变。在音乐治疗师的参与下，通过音乐心理剧、歌曲讨论、词曲创作等方法，映射出来访者在生活中错误的认知观念和不当行为，并通过音乐行为矫正、语言认知影响等技术来引导来访者恢复正常的认知和行为功能水平。

（三）重建构性音乐治疗

重建构性音乐治疗是一种比较复杂的心理治疗干预手段。此类音乐治疗借助音乐想象中的影像和感觉，深入来访者的潜意识中，分析存在于来访者潜意识中的矛盾冲突，揭示来访者的过往经历（特别是儿童时期）与现在的认知模式间的必然联系，引导来访者认识到自己扭曲的认知与行为。同时，这类治疗方法也使来访者在重新建构认知模式的过程中，有勇气面对治疗过程中不断出现的未完全解决的问题和不断出现的新问题。这类音乐治疗不仅需要音乐治疗师进行长期的干预，而且对音乐治疗师的从业资格也有着严格的要求。从业人员必须接受过心理动力学和精神病理学相关培训才可以开展此类音乐治疗活动。

在重建构性音乐治疗中，音乐治疗师可以运用心理动力学音乐治疗和音乐引导想象等治疗方式，通过乐器即兴演奏、即兴舞蹈、即兴歌唱、音乐想象、音乐绘画、音乐阅读等治疗方法，借由音乐投射出来的潜意识问题分析，用音乐和语言来解释和澄清来访者混乱的认知或行为模式，从而引导来访者逐步摆脱各种心理障碍的侵扰，重塑其健全人格。对于心理问题较为严重的来访者，治疗师应严格控制干预对象和治疗干预范围。对于干预不了的严重心理问题以及出现精神疾病的来访者，治疗师要及时做好向专业精神卫生机构转介的工作。

（四）认知和行为层次音乐治疗

在认知和行为层次的音乐治疗过程中，音乐活动伴随着治疗师与来访者之间的语言交流，而且语言交流越来越重要。在治疗过程中，音乐活动的内容主要是针对情感和思想观念来安排的，并成为语言讨论过程的主题。治疗强调暴露个人的思想、情感和人际关系中的问题。治疗的注意力主要集中在对"此时此地"的体验以及治疗师与来访者之间的人际反应过程中。在这一层次的治疗中，来访者的心理防御机制和不正常的人际行为都可能受到挑战，而治疗的目的是建立和促进其形成正确的社会行为模式。因此，治疗活动的设计强调认识情感，以创造性地解决自己所面临的问题，促使不良行为发生改变。但是，这一层次的治疗并不对潜意识矛盾进行探索。认知和行为层次的音乐治疗体验侧重于帮助来访者重新建立自己的价值体系和行为模式，以使其习得新的人际态度和责任感。

行为主义取向的音乐治疗师把音乐作为强化物，利用音乐的愉悦作用让来访者参与各种音乐活动，使其在音乐活动中形成或发展积极健康的行为习惯或技能，同时抑制或消除其消极的、不健康的行为。

（五）心理分析和体验层次音乐治疗

从 20 世纪 70 年代中期以来，音乐治疗在探索深层次心理治疗中的巨大潜力和价值逐渐被人们注意，越来越多的音乐治疗师发现音乐与人类潜意识活动联系密切。音乐与潜意识活动有一个显著的共同特点，即它们的非语言性。音乐与潜意识一样，就其本质来说，是无法用语言来描述的，正所谓"只可意会不可言传"。但二者都对人的情绪和心理产生巨大的影响。

这一层次的音乐治疗活动被用来发现、释放和解决那些对个体的人格发展产生消极影响的潜意识矛盾。心理学家认为，人的适应性行为不是建立在思想意识之上的，而是由人的潜意识的心理活动所引发的。在这一层次的音乐治疗中，音乐治疗活动常常被用来引发联想和与现在或过去经历有关的情感，被治疗者的潜意识内容被用来重建新的心理防御机制，深化自我理解，进而达到重建人格的目的。

这一层次与认知和行为层次的音乐治疗的区别在于，它要求来访者内省的程度和性质不同，集中在来访者的过去经历（精神分析取向）或人格内部的结构或矛盾冲突（存在主义取向）。心理分析和体验层次音乐治疗目的是引发对关键的潜意识矛盾的领悟，通过在内省中对最深层的恐惧和矛盾的领悟，促使人格转变。心理分析和体验层次音乐治疗是治疗师用来针对身心疾病、抑郁症、人格障碍和神经症等行为症状的。

这一层次要求治疗师必须受过高水平的训练和督导。参与这一层次治疗的被治疗者通常要向自己的现有人格结构进行挑战，并有足够的治疗动机参与这种通常是长期的治疗。

三、音乐治疗的形式

根据音乐在治疗中的不同使用模式，我们将音乐治疗的形式分为五大类：接受式音乐治疗、再创造式音乐治疗、创造式音乐治疗、即兴式音乐治疗、音乐舞蹈与音乐心理剧治疗。这些形式对治疗对象音乐能力的要求是依次递进的。音乐治疗师可以根据治疗对象的能力以及治疗目标采用相应的音乐治疗方法，也可以简化高阶的音乐治疗方法，以适用于功能水平较低的治疗对象。

（一）接受式音乐治疗

接受式音乐治疗指来访者在聆听音乐的同时，以语言或非语言的方式，或通过其他媒介对音乐给予反应。接受式音乐治疗应用广泛，适用于各年龄段的治疗对象，满足其不同程度的心理和生理需求。常见的接受式音乐治疗技术有以下几个方面。

①音乐放松训练。根据需要选择音乐来营造平静放松的环境。音乐和治疗师轻柔的指导语引导治疗对象将身体体验与大脑中的思想相连接，进入放松的状态。

②视觉化想象。利用带有目的性的特定音乐来刺激治疗对象产生画面感的意象，分为引导或非引导的音乐想象活动。

③音乐与肢体律动。通过音乐的各种元素，包括节奏、歌词、旋律，设计符合逻辑的肢体动作，使所选音乐能最大限度地刺激治疗对象完成指定动作。

④歌曲—歌词讨论。以所选歌曲（治疗师或治疗对象选择）为素材，引导治疗对象进行讨论，帮助治疗对象表达内在感受，重塑认知、情绪等内在世界。

⑤音乐拼图。治疗对象用艺术品的形式去表现聆听音乐得到的灵感。

⑥声振动运用。以音乐的振动性、物理性的应用原理为主，达到某些心理、生理或医疗的治疗目的。

（二）再创造式音乐治疗

再创造式音乐治疗强调治疗对象亲身参与各种音乐活动模式，如乐器演奏、演唱、舞蹈、音乐游戏等。再创造式音乐治疗可以帮助来访者提高注意力，加强现实取向，提高认知水平，提高记忆力，增强社交能力，提高肢体运动功能和协调能力等。在一些特殊机构，如劳教所，再创造式音乐治疗能帮助治疗对象提高掌控感和自信心。合唱、合奏之类的体验活动可以为来访者提供有意义的社交互动和休闲活动机会。

（三）创造式音乐治疗

创造式音乐治疗主要包括声乐类和器乐类的创作。音乐创作是一种有效的情感表达方式，它避免了语言的局限性，可以在无意识状态下帮助治疗对象表达自己的想法、抒发自己的情感，也可以提升治疗对象在学习、生活等多方面的功能水平。治疗师可以通过治疗对象的作品，了解其在个体治疗或团体治疗中的自我满意度。同时，音乐创作的过程对于治疗对象来说也是思考和创新的过程，是提高治疗对象认知、理解、阅读及表达能力的综合性训练。

（四）即兴式音乐治疗

即兴式音乐治疗指个体独自或与他人共同即兴创作音乐元素、片段或完整的音乐作品。即兴式音乐治疗可以创造一个无语言障碍的治疗环境，治疗师可以用乐器或语言引导、推动或强化，也可以仅仅提供环境让治疗对象自由即兴发挥。治疗师可以提供音乐素材（如节奏、主题、旋律、曲式结构等），也可以提供非音乐的素材（如图像、故事情节等）。

治疗性即兴演奏（唱）是一个富有创造性的过程，它需要治疗对象在音乐活动中自发地创造声音或音乐，能够帮助治疗对象更好地探索自己、了解自己与他人的关系。同时，即兴演奏（唱）能够生成全新的、个性化的音乐作品，这在无形中强化了治疗对象的独立性，也锻炼了治疗对象独立解决问题的能力。治疗对象在即兴创作中能够获得创造能力、社交能力、沟通能力等方面的提高。

（五）音乐舞蹈与音乐心理剧治疗

音乐舞蹈是指在音乐伴奏下，以有节奏的肢体动作为主要表现手段的艺术表演形式。手舞足蹈是音乐舞蹈最形象的表述。舞蹈起源于原始社会，舞蹈在古时候可能具有求偶、庆祝、社交、祭祀、礼仪等多元的社会意义和社会作用。在音乐治疗中，音乐舞蹈有助于用身体语言来进行情绪与情感的表达与宣泄，有助于治疗对象人际交往能力的提高，有助于讲述个人的故事和亲身体验。音乐心理剧是指在音乐的背景下或根据音乐主题，让治疗对象扮演自我和非我的角色，在戏剧性的矛盾和肢体动作中表现出自己的人格、认知、情绪、情感。在音乐舞蹈与音乐剧治疗中，治疗对象是演员，而治疗师则只是起到导演的作用。

音乐舞蹈与音乐剧治疗曲目的选择需要根据治疗目标和治疗对象的具体情况来确定。这一治疗方式主要适合健康人群，用于处理家庭问题，以及人际关系与沟通、心理创伤、自我认知等心理问题。

第三节　音乐治疗的适用人群及类型

一、音乐治疗的适用人群

音乐治疗作为非药物治疗手段发展至今，在西方部分发达国家，临床技术研究和应用已经发展得相对完善。在医院、特殊学校、心理服务机构、监狱等领域中，音乐治疗在身心疾病治疗、心理治疗及咨询、边缘人群社会行为矫正等应用领域发挥着重要的作用。其适用人群包括幼儿、特殊儿童、孕妇及患有产后抑郁症的女性、青少年、老年人等。

（一）幼儿群体

幼儿期是人生的重要阶段，但幼儿的情绪易受生活中的情景感染，各种障碍会影响幼儿的身心发展。负面情绪不仅影响幼儿的认知过程，更重要的是不利于幼儿积极、健康人格的形成。每个幼儿都有自己的个性和脾气，对于那些性格开朗、积极向上的幼儿来说，他们可以在短时间内适应陌生的环境，并与周围人相处融洽。而对于那些性格较为孤僻、内向的幼儿来说，他们可能难以在短时间内迅速适应周围环境。在这种时候，如果教师不能对幼儿进行积极的心理健康教育，很有可能影响幼儿的健康成长。所以，运用音乐治疗法合理引导并帮助幼儿调节自我是有重要的意义的。

1. 声势活动

通过声势活动，拍打身体各部位来发出各种有节奏的声音。让幼儿从声势活动中进入音乐治疗过程，培养幼儿对打击乐的兴趣，同时也培养幼儿的节奏感，培养幼儿的正向学习兴趣。

2. 乐器的选择

根据幼儿不同的年龄特点，创设不同的打击乐活动。让幼儿在不断探索中感受不同材质、不同样式的打击乐器所发出的不同声音。

在小班年龄段，由于幼儿年龄小、力气小，应采用简易、轻便、体积小并且音色清脆、明亮的铃鼓；在中班年龄段，由于幼儿对音色有一定的辨识能力但对于打击乐的打点节奏及运用还有所不及，所以应采用能表现高中低音的非洲手鼓；在大班年龄段，由于幼儿具备一定节奏能力和打击乐器能力，所以采用具有中国特色且需要运用鼓棒技巧的中国鼓，从而引导幼儿正确使用乐器。

3. 乐曲的演奏

为幼儿准备各种风格的打击乐或打击乐配乐，引导幼儿使用正确的方式方法演奏，倾听与加入乐曲，可以创编和乐曲匹配的音乐节奏，使乐器的演奏与打击乐曲融为一体。幼儿在这个过程中可以理解打击乐，投入打击乐活动中，提高幼儿的感受力和理解力。

4. 打击乐合奏

通过分组或分乐器、分声部的方式，让幼儿产生合作意识，并且以家园合作形式鼓励家庭进行打击乐合奏，家庭成员互相接受和感受合作，使幼儿获得社会认同感。

5. 调节与释放负面情绪

可创设情景性演奏，让幼儿感受在打击乐活动中的身心释放，将一切负面情绪随着节奏敲打出去，放松自己，回归自然愉悦状态。

（二）特殊儿童群体

儿童对于音乐有着天生的喜爱，虽然特殊儿童患有不同程度的身心障碍，但是他们对于音乐的反应与普通儿童相差无几，往往甚至反应更为强烈。只要给予特殊儿童适当且个性化的帮助，他们同样能参与到音乐活动中，享受音乐的乐趣，并在此过程中获得不同程度的改善和提高。

1. 提高认知能力

音乐活动与人的各种认知能力相关联，包括注意力、记忆力、观察力以及思维能力等。丰富有趣的音乐活动能持续吸引特殊儿童的注意力，有针对性的活动设计与应用可以使特殊儿童得到认知能力的全面锻炼和提高。

2. 提高运动能力

动感十足的音乐能激发特殊儿童进行肢体运动的积极性，提高其运动康复的主动性和持续性，锻炼其大运动和精细运动能力，促进其肢体协调，实现肢体康复。具有稳定节拍的动力性音乐能帮助步态不稳的儿童调整动作的节奏，帮助其建立步态的稳定性。

3. 改善情绪

人本主义理念的音乐治疗活动为特殊儿童提供了愉悦、无压力的氛围以及帮助特殊儿童释放情绪、表达自我的空间，从而帮助特殊儿童快速适应环境，建立安全感。舒缓的音乐能安抚特殊儿童的情绪，帮助其减轻焦虑，放松身心。来自音乐治疗师的鼓励与支持以及自由、即兴的创造性音乐活动能帮助特殊儿童建立自信，获得满足感和成就感。

4. 提高言语能力

针对言语训练而设计的音乐活动及吹奏乐器的选用，可以帮助特殊儿童训练口腔肌肉，使其学会控制气息，增强其发声和言语表达的主动性，提高其说话的清晰度。

5. 减轻疼痛

特殊儿童日常需要接受大量的康复训练，特别是一些肢体障碍儿童需要同时接受物理治疗、运动治疗、手法治疗等康复手段的干预。在训练过程中，这些儿童往往会感到不适甚至疼痛，此时音乐作为辅助手段能帮助这些儿童转移对疼痛的注意力，减轻儿童的不适感。音乐的加入也使康复训练更易被特殊儿童所接受，从而实现训练的顺利进行。

6. 提高社交能力

音乐作为一种非语言的沟通方式可以增进儿童与他人的互动。多样的团体音乐活动能帮助特殊儿童学会与他人合作，增强其竞争意识，使其学会等待，掌握使用文明用语等社交技能，从而提高特殊儿童的人际交往能力和社会适应能力。

7.丰富闲暇生活

音乐可以帮助特殊儿童丰富闲暇生活，建立社交圈。音乐也可以成为推动"全纳教育"的一大助力，帮助特殊儿童与普通儿童实现融合与沟通，获得来自社会的认同和理解，增加特殊儿童的自我价值感和认同感，从而使其更顺利地融入社会。

（三）孕妇群体

1.妊娠期音乐治疗

妊娠是胚胎和胎儿在母体内发育成长的过程。妊娠期始于成熟卵子的受精，终止于胎儿及其附属物自母体的排出。妊娠全过程约为 280 日，即 40 周。妊娠期音乐治疗可以调节孕妇的心理状态，促进胎儿的生长发育。

（1）调节孕妇心理状态

从心理学的角度看，妊娠对于孕妇来说是一件应激事件。如果应激强度过大，会引起孕妇紧张、焦虑、恐惧和抑郁等负面情绪产生，进而导致孕妇的免疫力降低，新陈代谢出现异常，神经递质的活性降低，从而引发其一系列的身心不良反应，严重时可引起孕妇精神异常甚至自杀等问题的发生。孕妇的孕期情绪也会影响子宫和胎盘的功能，可能增加早产儿的风险。孕期焦虑、抑郁等症状也是学龄前儿童情绪和行为问题异常的危险因素。

聆听音乐或参与团体音乐治疗活动可以帮助孕妇释放消极情绪、重建积极情绪，并使其不断强化内心的积极力量，提升自信心。而情绪的改善可以影响人的生理节奏及大脑皮层的功能，提高人的中枢神经系统的活动水平，提高机体应对应激源的能力，维持循环呼吸及内分泌系统的稳定运行，从而降低妊娠并发症的发生率。

（2）促进胎儿生长发育

音乐治疗促进胎儿生长发育的途径有：音乐—母体—胎儿、音乐—胎儿。一方面，音乐治疗可以调节母亲的身心状态，使其心理平和、愉悦、幸福，血压、呼吸、胃肠蠕动等内脏活动趋于平稳有序的状态，使胎儿在子宫里的生长环境相对稳定，进而产生良好的安全感。另一方面，胎儿发育到 28 周时，各项功能特别是传音系统发育充分，具备听到声音的所有条件，因而音乐也可以直接作用于胎儿。研究显示，规律聆听音乐的孕妇，其胎儿的基础心率及反应度相对于无音乐刺激时显著升高，表明音乐能影响胎儿的心脏功能，促进胎儿的生长发育。

2. 分娩期音乐治疗

妊娠满 28 周及以后，从临产发动至胎儿及其附属物由母体娩出的过程称为分娩。分娩期音乐治疗可以减轻产妇分娩疼痛，增进母子亲密关系，促进自然分娩。

（1）减轻分娩疼痛

分娩疼痛是由子宫收缩和胎儿下降而引起产妇的下腹部至腰部的胀痛、酸痛、闷痛感，以及阴道内刺痛感、坠胀感等不适感觉。分娩疼痛与心理因素有关，产妇越焦虑、紧张、恐慌，其痛感越强；反之，产妇越放松、愉悦、平静，其痛感越轻。

在临床中，许多音乐治疗方法都可以帮助产妇减轻分娩疼痛。比如，最常见的音乐聆听法，根据产妇的心理状态、音乐喜好及产程特点等因素，给予其不同风格的音乐，同时辅以相应的指导语。山涧流水的大自然音乐通常会降低产妇的交感神经兴奋性，使其呼吸平缓、心率减慢、血压下降，达到放松的状态，减轻其疼痛感。柔和、宽广和温暖的音乐通常会激发女性的母性本能，使其感受到分娩的神圣与伟大，沉浸在即将为人母的喜悦与幸福中，减弱产妇对疼痛的关注度。激情、辉煌和胜利的音乐通常会激发产妇的内在热情与战斗力，使其感受到"生育女神"的强大与自信，进而把宫缩带来的身体感受转换为正向的、积极的能量，提高痛阈，减轻其疼痛感。

（2）增进亲密关系

在分娩过程中，催产素、内啡肽、儿茶酚胺与泌乳素四种激素异常活跃。催产素在分娩期间可促进子宫收缩，内啡肽使人产生兴奋感、愉悦感和依赖感，儿茶酚胺通过激活交感神经系统以应对惊恐、焦虑等情绪，泌乳素发挥启动和维持乳汁分泌的作用。

分娩期音乐治疗强调夫妻共同参与。在温暖舒心的音乐伴随下，丈夫的喃喃细语、温柔抚触、深情拥抱会帮助产妇从听觉、视觉及触觉等感觉通道获得良性刺激，促使产妇大脑垂体分泌更多的催产素、内啡肽，产生强烈的幸福感，产妇常常将这种美好的感受与体验溢于言表。丈夫也感觉到自己的"爱与被需要"的重要性，其关爱、支持与帮助等内在冲动也会被激发。因此，产妇与丈夫之间的情感流动、心灵联结与亲密关系得到进一步提升。

（3）促进自然分娩

分娩期音乐治疗可以在产力、产道及心理因素等方面发挥重要作用，使产妇从身体放松到心理放松，之后实现更深层次的身体放松到心理放松的良性互动模式，是促进自然分娩的有利因素。从产力方面来讲，音乐抚触或夫妻曼舞可以促进产妇大脑垂体分泌更多催产素，促进子宫收缩；音乐呼吸可以提升腹肌、膈肌和肛提肌收缩力。从产道方面来讲，骨盆韵律舞可以增加骨盆各关节之间韧带的灵活性，同时使宫颈、阴道等软产道放松；音乐联结提升产妇对胎儿的关注度，感知胎儿的旋转和下降，进而使产妇放松身体，为宝宝的娩出创造更大的空间。从心理因素来讲，音乐冥想常常能让产妇感觉自己置身于森林、草原、海边等自然场景中，使分娩的紧张、恐惧等情绪得到缓解。

3. 产褥期音乐治疗

胎盘娩出至产妇全身器官（除乳腺外）恢复至正常未孕状态所需要的一段时期，称为产褥期，一般为6～8周。产褥期音乐治疗能够调节产妇的身心状态、促进母婴依恋关系的建立。

（1）调节产妇的身心状态

女性的孕激素和雌激素在妊娠期均有显著的增长，而随着胎儿及附属物的娩出，雌激素、孕激素及胎盘生乳素水平迅速下降，泌乳素的分泌急剧增长。这些内分泌的改变是产妇情绪波动的生物学基础。再加上心理和社会因素的叠加性影响，使产妇容易产生心理上的消极反应，严重者可致产后抑郁症。

音乐治疗可以帮助产妇缓解疼痛、释放压力。研究显示，优美的音乐给予产妇的听觉刺激可以抑制痛觉信号向痛觉中枢的传导，从而降低产妇在手术后使用镇痛剂的频率，缓解产妇的产后疼痛感。在音乐伴随下的母婴互动可以显著地减少产后情绪低落情况的出现，促进母婴依恋的形成。团体音乐活动可以减少产后抑郁症患者的焦虑、紧张等消极情绪。

（2）促进母婴依恋关系的建立

客体关系理论家认为，真正影响一个人精神发展过程的是初生婴儿与父母，尤其是婴儿与母亲的关系（外在环境因素）。新生婴儿正是在与母亲（或其他照护者）的密切交往中逐渐获得了有关自我和以母亲为代表的客观世界的完整印象，并最终形成较完善的心理功能，建立正常的人际关系。

音乐治疗促进母婴依恋关系的建立，一方面是帮助产妇维持积极的情绪状态，成为新生婴儿的稳定"客体"；另一方面是缓解新生婴儿的压力反应，帮助他们更好地适应新的世界。比如，产妇与新生婴儿进行肌肤接触的同时，哼唱孕期经常使用的胎教音乐，音乐治疗师则跟随产妇哼唱的速度以及音乐风格轻轻晃动海洋鼓。对产妇而言，此刻的旋律通常会激发积极的情绪体验，歌词也会产生正向的心理暗示作用。对新生婴儿而言，母亲的心跳与哼唱、海洋鼓温柔的声音（类似于子宫内羊水的声音），都可以帮助其建立稳定的、安全的依恋关系。

（四）产后抑郁群体

产后抑郁症是女性精神障碍中最为常见的类型。该病症是女性在生产之后，由于性激素、社会角色及心理变化而带来的身体、情绪等一系列变化，其最突出的症状是持久的情绪低落，具体表现为表情阴郁、无精打采、困倦、易流泪。患者对日常活动缺乏兴趣，对各种娱乐或令人愉快的事情体验不到愉快，常常自卑、自责、内疚，意志活动降低，很难专心致志地工作。约80%的病例以失眠、头痛、身痛、头昏、眼花、耳鸣等躯体症状为主向医生求助。目前在我国，产后抑郁症的临床治疗还没得到应有的重视。

音乐治疗应用于产后抑郁症，主要针对女性的抑郁情绪进行疏导。音乐治疗师可以根据产妇的具体情况，通过音乐放松、歌曲技术及器乐即兴技术等方式进行临床治疗。由于产后抑郁症的发病症状与普通抑郁症的症状类似，都是"晨重暮轻"，即一般在早晨患者抑郁程度相对严重，而到了晚上患者抑郁程度又会自然减轻，所以产后抑郁症的音乐治疗宜尽量安排在上午。

（五）青少年群体

音乐治疗在青少年群体里的应用主要在于青少年人格塑造及行为矫正等领域。音乐治疗在这个领域中所面对的问题青少年群体大部分所处的家庭环境和社会环境存在一定的缺憾：有的因为父母离异或感情不和，在成长过程中受到了忽略甚至受到了虐待，造成了一定的人格发展障碍及心理创伤；有的在青春期叛逆阶段受到社会不良人群的影响而产生了一些反社会的行为；还有的因为父母过度溺爱等不当教育方式，社会适应能力较差从而导致适应社会困难。

我国每年未成年人犯罪在全部刑事犯罪案件中占到10%左右，虽然他们不是刑事犯罪的主力军，但对于整个社会犯罪的预防来说却有重要影响。音乐治疗在对于青少年群体的干预过程中，主要通过音乐治疗师设计相关的音乐活动，为他们提供一个支持性的心理环境，通过乐器即兴演奏的情绪疏导功能，安抚他们经历违法犯罪事件后的负面情绪，帮助他们缓解内心的压力与痛苦，进行有针对性的心理疏导。通过小组治疗的团体音乐互动，还可以训练涉罪未成年人产生亲社会的认知，帮助其深刻反思自己的过错，有效调整他们的认知偏差和不良行为习惯，改善其是非观、交友观、价值观，促使其顺利回归社会。

（六）老年人群体

老年人群体比其他年龄段群体更容易受到疾病、心理、社会、环境等因素的影响，随之出现各种具有老年人特点的精神障碍。常见的老年人精神障碍主要有老年痴呆症、退休综合征、老年恐惧症、老年抑郁症以及老年焦虑症和躯体化障碍。音乐治疗能够在一定程度上缓解上述症状带给老年人的痛苦，给他们的精神障碍治疗及生命最后阶段的安宁护理规范方面带来切实的帮助。

1. 提高老年人的身体机能

通过实践反馈可以看出，老年人对歌曲的记忆随着年龄的增加而出现明显下降的趋势，年轻时的歌曲印象最深刻，大部分被试者都能哼唱出 20 世纪 30 至 50 年代流传较广的歌曲，拿到作品的歌词时，能反应较快地唱出原曲。但随着年龄的增加，老年人对 60 年代至今的歌曲熟悉程度呈下降趋势，尽管有些是近现代流传范围很广的歌曲，但也只是听过，而不会演唱。因此，在音乐治疗活动中，有针对性地选择老年人熟悉的歌曲，有助于老年人恢复旋律知觉和对歌词的记忆，还能够刺激他们对听觉记忆的加工。

音乐与我们身体中的节奏、音调和情绪的波动联系非常紧密，以至于音乐能够和情感的波动或其他神经反应建立一种独特的交流方式。我们在进行音乐治疗活动时，音乐的旋律音响进入人耳后，对大脑的电波、心脏的跳动频率和肠胃的蠕动等都形成了一定的共振，这种共振会支配人体各个器官的平衡协调。音乐的节奏律动会影响脉搏的律动、身体的张弛和心情的紧张与放松，刺激神经系统和它相连的肌肉，增强运动连贯性与规律性，提高运动效率，因此对人的身体是有益的。除此之外，音乐的声音还可以刺激神经的兴奋部位，对神经系统、内分泌系统和消化系统的功能都有较好的改善。音乐心理学领域的研究结果表明，在音乐构成要素中，音乐节奏对人的身心最有影响作用，节奏运动最有音乐治疗效果。

唱歌可以减缓心率，增强呼吸的顺畅性及内部脏器运行的规律性。歌唱还可以锻炼人的心肺功能，加速新陈代谢，并运用到平常不常使用的肌肉群，如腰腹肌肉、横膈膜、咽壁肌和牙关咬肌，这些肌肉在歌唱中被反复使用，实质上是促进肌肉细致化锻炼的最有效的方式，对于促进老年人的身体健康是有积极意义的。

2. 改善老年人的情绪

音乐治疗能够帮助受生活劳顿和忧郁之苦的人创造充满活力和喜悦的时刻。参与者在进行音乐活动时，可感受到音乐诱发的多种情绪，可释放和宣泄内心的负面情绪。当音乐诱发的情绪与参与者感受到的情绪相统一时，有助于其在活动中找到快乐的正能量，对其整个身心发展都有积极作用。对于有强烈表达欲望和倾听需要的老年人而言，他们有着宣泄和回归的需求，在音乐治疗活动中，可以设置一些环节让他们有更多表达和参与的机会。当然，由于老年人往往也具有像小孩一样的性格特点，在活动进行中要注意规避一些可能引起的矛盾，需要通过工作人员提前了解参与者的情况，更加有针对性地设置各个环节，以达到最佳的治疗效果。

3. 协助老年人回忆信息

一些老年人由于阿尔茨海默病等疾病的影响，回忆能力不同程度地降低。研究发现，对于此类老年人，通过聆听与其经历有关的音乐，对其听觉器官不断重复刺激，其大脑中部前额叶皮层会有特别强烈的活动，可以唤起患老年人具体的个人回忆。回忆能促进老年人加强人际互动，促进其提高社会适应能力。回忆过去的生活，并与活在此时此刻的其他人一起分享是一件快乐的事情。回忆过去的生活和成就，使人的生活又有了意义。如有一位80多岁患有阿尔茨海默病的老年人，由于疾病原因，长期不能讲话，当音乐治疗师对其演唱《在太行山上》时，发现其不仅表现出了兴趣，而且能跟着断断续续唱上几句，这源于其年轻时在部队服役，此类歌曲多为他们在部队时经常唱的歌曲，这些革命歌曲往往能引导他们回忆起往事。

4. 促进老年人语言能力发展

中风等疾病往往会造成老年人语言能力受到损害，音乐治疗中的歌曲演唱、乐器演奏等形式，将有助于改善中风病人的语言功能。在音乐治疗中，歌曲讨论、表演表达等形式能刺激老年人语言功能的恢复，促进提升他们的语言能力。哈佛医学院神经学副教授格特弗里德·施劳格经研究证实，脑部左侧发生严重中风不能说话的人有时可以通过唱歌来交流。他指出："制造音乐是一种多种感官并用的体验，它能够激活脑部数个部分的联系。"

5. 刺激老年人的短期记忆

在音乐治疗活动中，治疗师通过乐器演奏、歌曲学唱、音高识别、节奏训练等形式，可以让老年人的记忆力在短期内不断被刺激、强化。一些乐器的音色、外观也在一定程度上吸引了老年人的注意力，增强了他们的学习兴趣。有肢体参与的音乐治疗活动也提高了老年人对所表达音乐内容的记忆能力。

二、音乐治疗的类型

（一）审美音乐治疗

审美音乐治疗是一种"既是音乐为中心的又是人本主义的"当代音乐治疗方法。科林·李认为它"延续了传统的鲁道夫-罗宾斯治疗方法"并结合了自己关于音乐治疗以及审美体验的个人经验和见解。在鲁道夫和罗宾斯的著作中，保罗·鲁道夫关于音乐的讲解对科林·李起到了至关重要的引领作用，使他开始研究当代音乐治疗与古典音乐的关系。

科林·李认为，他对于音乐治疗中治疗结构的看法受到了鲁道夫在音乐治疗中使用的即兴作曲方式的影响。审美音乐治疗拓展了鲁道夫的方法，并试图从普遍音乐结构的角度出发来理解音乐治疗过程、每次治疗的结构以及即兴演奏。审美音乐治疗否定了音乐治疗中临床需要决定治疗中音乐形式的传统观点，而认为音乐形式会影响治疗形式。审美音乐治疗考虑治疗中的音乐元素时会优先从音乐分析和作曲的层面出发，这一点是它与鲁道夫-罗宾斯方法的不同之处。

科林·李基于奏鸣曲式将每次音乐治疗划分为四个部分，其中包括呈示部、展开部、再现部和尾声。在这个模型中，艺术形式中内含的音乐任务是和临床任务相互关联的。举例而言，音乐中的核心主题在呈示部中被初次引入，就和来访者被引入治疗中一样。在展开部中，主题被更完全地发展、润色以及变形，而治疗师的治疗目的也渐渐完整。在再现部中，音乐回到原调，巩固主要的音乐主题以及临床收获。在尾声中，总结性的音乐陈述同时也展望了未来的潜在进步的可能性。

科林·李坚定地认为，在审美音乐治疗之中，所有的音乐元素以及选择都要受整体审美逻辑的指导。治疗中的音乐元素应该围绕在整体音乐形式周围。审美音乐治疗中的音乐选择应该和古典音乐作品一样严谨。音乐治疗中的音乐应该具有像在音乐厅里演奏的严肃音乐作品一样的音乐整体性，而且应该可以用同一种工具对它们进行分析。这样做是因为临床发展与音乐发展紧密连接，而对音乐的音乐学分析是解释这种音乐发展的最好方式。

以上对奏鸣曲式的讨论只是科林·李的多种观点中的一种。在这个总领域中，他也涉及其他要点。举例来说，他用巴赫音乐中的对位作为模板，以帮助理解治疗师和来访者之间那作为治疗核心的音乐对话。

科林·李把临床即兴演奏比作"探索"。在这个创造性的过程中，治疗师探索"在治疗和艺术上恰当的音乐"。该过程同时又反映了来访者"对于他们在世界和音乐交流中的位置的探索"。这种必要的临床过程可以归于作为其基础的艺术过程之中。

有效的临床即兴要求治疗师能够找到作曲和即兴之间的关系，也就是规则和自由之间的关系。不管是不是在临床环境下，音乐即兴都有一个普遍的基础；对于主题的陈述、重复、发展和展示都是为了组成完整的音乐整体。科林·李认为，能在结构中自发创造的这种自由本身就是具有治疗意义的，因为那种在非临床背景下通过集体即兴创造出来的自由体验在临床情境下也同样可以被激活。它们能帮助来访者"脱离疾病的束缚"。即兴音乐的这个特质被认为是审美音乐治疗的基石。在科林·李包括此观点在内的很多观点中，他都找到了临床和非临床音乐过程之间的共同点。此外，这些共同点也被看成能决定音乐的治疗效果的重要方面。而奠定审美音乐治疗音乐为中心性的就是这些共通音乐特征的临床功效。

（二）社区音乐治疗

社区音乐治疗是一种以社会背景为基础，以音乐为中心的音乐治疗模型，其中特别强调社会和文化因素对音乐治疗实践、理论和研究的影响。最早的有关这种方法的专著《社区音乐治疗》由梅赛德斯·帕夫利切维奇和盖里·安斯德尔编著。许多音乐治疗实践位于传统音乐治疗和社区音乐之间的边缘处，而这些实践现在并不被包括在常规的治疗模型之内，创建这个方法的目的就是要为这些实践搭建一个治疗框架。

可能不是所有读者都熟悉"社区音乐"这个概念。在英国，社区音乐被定义为一种参与性强的音乐活动。在活动中社区音乐家为社区里指定的人服务，帮助他们演奏出源于他们自己的趣味和想法的音乐。尽管音乐治疗和社区音乐两个行业在20世纪后半叶渐渐分道扬镳，但它们源于同一个信念，也就是音乐是一种与人打交道的工作。

安斯德尔提出社区音乐治疗的概念为的是拓展音乐治疗的定义，并为很多音乐治疗师都已经在从事的实践提供一个理论化和专业化的背景。而且，他的工作也帮助划清了音乐治疗和社区音乐之间的界限。因为社区音乐治疗扎根在临床与非临床音乐演奏中的共同点之上，所以它很自然地带有音乐为中心的立场。安斯德尔讨论了社区音乐治疗和传统音乐治疗模型之间的多个不同点，其中有三点是和这个方法中的音乐为中心性特别相关的。

在专业身份上，社区音乐治疗师认为他们的专长主要在音乐领域而不是在心理学或医学领域，而在传统音乐治疗模型中，音乐治疗是位于保健领域中的。

因为其音乐化的身份，社区音乐治疗师主要关注为个人及团体提供参与音乐的机会。社区音乐治疗师主要致力于去除那些阻碍个人或团体参与音乐的障碍。社区音乐治疗师认为自己更接近于"治疗性驻场音乐家"而不是一个实施医学或心理治疗干预的人。在社区音乐治疗中，音乐共睦态是一个很重要的部分，所以治疗师和来访者之间的关系是尽可能平等的，主要被道德而不是专业原则所指导。

社区音乐治疗不像传统的音乐治疗一样在私密的环境中进行，也并没有严格定义的治疗边界。社区音乐治疗师通常在任何需要音乐和音乐演奏的环境下工作，不需要远离平时的社区活动场所而另外开发一片私密空间来进行治疗。例如，在机构的组织生活中，音乐是很自然的，所以音乐治疗师作为其公共生活中的一部分也是很自然的一种存在。

来访者所在的社区本身也是社区音乐治疗师的工作对象。社区音乐治疗师总体目标是提升社区中的音乐意识，并且提升生活于其中的人们的生活质量。再回到音乐治疗师对于音乐的运用与非临床的运用方式非常相似的话题上，在社区音乐治疗中，演出可以作为对平常工作成果的一种很自然的展示。它同时也可以成为社区中精神、价值以及希望的一种印证。这种模糊的治疗边界以及较低的保密程度背后的原因是，无论在治疗内外，音乐给予人的东西都是非常相似的，这是一种音乐为中心思想的体现。

安斯德尔对这个观点深信不疑。他说："音乐治疗起作用的方式必须与音乐本身在一般情况下对人和社会的作用方式相同。"从这个角度出发，社区音乐治疗建立在对音乐的一种全局式理解上。它既能让人向内探索他们的内心世界，同时也能让人向外与共睦态连接。对音乐的参与会自然地使人想去与其他人分享音乐体验，而社区音乐治疗师认为他们应该承担起这个责任，为音乐体验搭设平台，而不是把这个工作抛给来访者自己或者社区中的其他音乐家。

（三）文化为中心音乐治疗

文化为中心音乐治疗本身并不是一种音乐为中心音乐治疗方法。实际上，它甚至并不是一个具体的治疗方法，而是作为音乐治疗的第五大势力被提出的。与其并列的前四大势力均来自心理学领域，即精神分析、行为主义、人本主义以及超个人心理学。然而，文化为中心思想中存在的某些基本思想可以为音乐治疗提供概念上的支持。

伯莱恩乔夫·施蒂格认为，音乐治疗师的工作对象远远不限于个人和小团体，针对的问题也不只与个人本身相关。与之相反，治疗的目标可以是增进个人与其身处文化的关系。治疗可以教会个人怎么融入文化，找到个人在其中的位置，甚至有时候找到个人超越文化的位置。因为音乐的意义不仅限于它私人和个人化的层面，它也有文化上的意义，所以音乐治疗师的工作渐渐地更着眼于社会因素以及非临床情境中的有意义事件。施蒂格严肃地强调了音乐学对音乐治疗的支持作用，其潜台词是非临床音乐研究中的概念与音乐治疗存在明显的相关性。人类的个体发展不仅仅发生在文化之中，其中也包含着对文化的妥协。

因此，人类的个体发展需要涉及文化和集体，当与个人进行工作时，我们也需要考虑其所在的文化。在斯蒂格看来，音乐治疗师应该对社会背景有更强的意识，并且对在治疗中发生的显著事件进行比传统观念所主张的层次更多的分析和理解。他认为，音乐治疗师从事的工作使他们能以一种影响深远的方式扎根于社区，从而超越音乐治疗工作的传统内涵。

斯蒂格的观点也包括对传统音乐治疗观念的扩充，使其不仅仅是一种在密闭的私人空间中以特定频率发生的治疗活动。他对音乐治疗定义的扩充给很多音乐为中心的治疗提供了概念上的支持。这不是说斯蒂格是为了提供以上的这种支持才提出这些观点的。与之相反，这只是从他观点中所得出的一种自然的推论。

传统的定义把音乐治疗描述为一种通往治疗性或与健康相关结果的手段，而斯蒂格提出的"情境化健康的音乐治疗"的说法恰恰是与传统思想相对立的。斯蒂格的定义强调，音乐是一种对话媒介以及情境化的和健康有关的活动。在音乐治疗中，手段和结果并不是割裂的，而是人的同一个改变过程中的不同方面。我们说音乐治疗师的工作是促成健康是非常有道理的。

因为斯蒂格把音乐作为治疗媒介，所以他的观点可以支持把音乐治疗体验作为可行的治疗关注点的想法。斯蒂格认为，把来访者带入与文化以及文化价值的关系之中也可以成为治疗师的工作焦点，这同样为那些在演出或活动场地而不是私密的治疗室为来访者工作的治疗师提供了实践的基础，使他们的工作焦点超越了改善个人心理问题或是增强生理功能的范畴。

斯蒂格解释道，如果一个音乐治疗理论忽视了音乐治疗的文化和社会层面，那么它就不具备坚实的根基。音乐治疗的这些层面大多由其他学科研究，如民族音乐学。而斯蒂格把音乐治疗实践与社会中对音乐其他形式的应用放在同一个连续体之上，进而创造性地对治疗的概念进行拓展，使其不仅仅包含了文化部分和外部世界，而且有时让来访者必须投身到这二者中。传统的音乐治疗师很少对这些部分加以干预。

　　文化为中心音乐治疗所呼吁的很多要点与音乐为中心治疗中的一些标志性的实践方式有着多方面的联系，其中包括把公共表演当作治疗的一个层面；与那些在传统视角看来不属于音乐治疗的音乐活动产生联系；在为音乐治疗构建解释性理论时，着眼于那些超越传统的对健康和治疗看法的音乐概念；认为在社会场合中公开地表演音乐有时候是个人发展的必要元素。

　　在审美音乐治疗、社区音乐治疗、文化为中心音乐治疗以及音乐为中心音乐治疗等当代治疗方法之间存在着许多重合点。这种音乐治疗概念如雨后春笋般出现的现象证明了音乐治疗行业正处在一个新的发展阶段。而看似矛盾的是，这个阶段的特征中同时包括融合和区别化。看似不相干的实践和信念在理论框架中被归在一起，使这个行业的融合性增强，但与此同时，对音乐治疗师而言，出现了更多可以用来命名他们工作的标签。对于那些想把他们的核心理念以及喜爱的实践方式套入更合适的理论框架中的音乐治疗师来说，有更多的选择肯定是有利的。只要音乐治疗师不断改善、区别以及探索这些不同的当代治疗方法中的分支，新方法的不断出现就会影响深远，可以为我们的工作提供更多的解读方式，而不是让那些冗余的概念标签对治疗起反作用。

第三章　音乐治疗的研究现状

在了解了音乐治疗的源起与发展后，我们还需要了解目前学术界针对音乐治疗的理论和实践层面的研究情况。作者在查阅大量文献的基础上，整理和分析了国内外关于音乐治疗问题的研究现状。

第一节　国外音乐治疗研究现状

音乐治疗学作为一门集音乐学、心理学、医学等多种学科为一体的现代新兴交叉学科，源于 20 世纪 40 年代美国密歇根州立大学、堪萨斯大学建立的音乐治疗学专业。1950 年，全美音乐治疗协会（NAMT）成立以后，以美国为代表的西方发达国家的相关学者开始对音乐治疗进行系统化的理论与应用研究，并逐步形成了以音乐取向音乐治疗、心理取向音乐治疗、教育取向音乐治疗和医疗取向音乐治疗等不同价值取向的音乐治疗理论与方法体系。

一、古代文明时期的音乐治疗

国外对传统音乐治疗的研究已追溯至人类音乐治疗的起源。日本的筱田知璋、加藤美知子等音乐治疗学者在研究人类音乐治疗文化起源时指出，公元前五千年左右，在古埃及的文明发展进程中，艺术、宗教、医学三个不同领域是各自独立存在的，并分别有不同的疾病治疗方式。古埃及的僧侣和医生很早就把音乐当作治疗灵魂的药物，并把吟唱活动纳入医疗活动的一部分。这一学术观点直接把国内音乐治疗的起源追溯到了五千年前的古埃及原始文化时期。学者威廉·戴维斯研究认为，人类第一个文明始于当今的伊拉克，文明发源于公元前五千年至六千年之间，并在公元前三千五百年左右形成稳定的文明。也正是在这一段时间内，伊拉克出现了在理性医疗观指导下的音乐治疗实践活动，音乐在巫术、宗教治疗仪式中担当了重要的角色。

根据巫术是人类史前的社会焦点的观点，音乐通常被解释为和巫术密切相关的艺术形式。在人类早期是没有医生这个职业的，巫师在这期间扮演着医生的角色，巫、医是一体的。英国学者塞尔西·赫尔曼经过研究发现，非西方文化有将包括疾病在内的不幸归因于超自然力量神灵和巫师作用的传统。在医学、人类学的学术话语中，巫术是一种与病因和治疗有关的信仰和实践。根据西方音乐治疗学者关于史前人类音乐治疗萌芽的研究结论，史前医疗行为与巫师音乐活动有着必然的联系，也就是说人类早期的音乐治疗文化源于巫师的音乐活动。

早期人类通常会用人的声音或乐器模仿来自大自然的神秘声音，正如马里欧斯·席内德所指出的，原始土著人的合唱中，他们会依次模仿一些自然的声音，如风声、雨声、波浪声、树声或是动物的声音等，并加上华丽的和声与鼓声。这种模仿的音色来自一种原始的动力，由此来联结古老的幻想原则，也就是说演什么就像什么，并把它运用到音乐治疗上。人类早期需要一种能治疗身心疾病的方法，而在没有医疗技术的前提下，巫师的音乐行为被赋予了神秘的医疗力量，成为人们解除疾病痛苦的唯一途径。在音乐医疗活动中，巫师会利用他们所掌握的规则，仪式、歌舞、乐器等开展音乐治疗活动。在北美洲、南美洲、非洲和亚洲的一些原始部落里，巫师经常会用特定的歌曲来治疗特定的患者。他们使用节奏强烈的鼓、摇铃以及穿着特定的服饰来舞蹈，帮助族人驱赶身上的恶灵或抑制疼痛。

在希腊，人们相信神话，认为疾病是源于人自身的不和谐，所以人们深信借助音乐所具有的理论与道德力量，可以帮助人找回自身的和谐，促进人的健康。希腊神话中的医神爱斯古里斯提供的音乐处方可以治疗情绪异常的人。希腊人还将太阳神阿波罗同时视为掌管音乐、医药和畜牧的神，他能用音乐为人类带来光明，促进人类的健康。在一些古代神话书籍、雕像中，人们经常会看到作为医疗之神的阿波罗右手持琴的形象。公元前600左右，古希腊人开始脱离超自然的医疗观念，数学、医学、哲学的进步带动了古希腊人以理性的态度来了解音乐和医学的关系。人们认为音乐对思考、情绪和生理健康具有特别的力量，那时，理性的音乐治疗取代了巫术与宗教仪式。古埃及人和古巴比伦人都是在神殿中运用音乐来举行治疗的仪式的。祭司就是通过敲击乐器、咏唱祭文向神祈福，来解除病人的痛苦。

在古印度，公元2世纪时期，有一种音乐调式——"拉加"开始发展，每一个音乐调式从悲伤、狂暴、勇气、害怕、奇异、平和、安静到放松，都可以触发人们不同的情绪。因为当时人们相信特别的音乐调式可以帮助人们与宇宙接触，促使人的身体、心智、精神更纯净、清新。在古罗马时代，人们更是相信音乐的治愈力量。例如，如果有人被蛇咬伤，他们就会通过音乐治疗伤口。他们还坚信音乐能帮助人抵抗鼠疫和治疗失眠。阿瑟莱佩德就曾经用和谐的音乐抑制精神错乱的病人发作。赛尔斯则通过铙钹或其他乐器的声音来缓和精神病人的情绪。

二、中世纪至文艺复兴时期的音乐治疗

中世纪的西方，当时的基督教有着巨大的影响力，宗教音乐当时在医疗方面担当了重要角色。其中出现了专门为治疗感冒的圣歌，宫廷乐师也利用专门谱写的音乐来为达官贵族缓解病痛。在中世纪的希腊文化中，医学实践仍是以四种特质的理论为基础的，这个架构为音乐治疗疾病提供应有的支撑。这时的许多政治家和哲学家都相信音乐治疗的力量。比如，布尔修斯就认为音乐可以提升或降低人的道德感，亚里士多德也持有同样的观点。卡西奥多罗斯把音乐视为净化心灵的工具。

进入文艺复兴时期，绘画艺术、物理学、医学等学科有了新的进展，国外音乐治疗也朝着更科学的方向发展。这一时期著名的音乐家扎利诺和医生维萨里探讨了音乐和医疗之间的关系。这一时期，四体液学说盛行，普瑞特认为人的体液（黄胆汁、血液、黏液、黑胆汁）与人的声音高低（女高音、女低音、男高音、男低音）有着密切的关系，若能适当运用音乐，可以通过声音协调身体，促进人的身心健康。作家莎士比亚和阿姆斯特朗都在自己创作的戏剧和诗歌中记录了运用音乐治疗的例子。

三、18世纪至19世纪的音乐治疗

到了18世纪，欧洲和美国的医生开始深入了解音乐对人体在生理方面的作用，他们观察到音乐对呼吸、心率、血压、消化系统的影响。这时西方出现了介绍音乐治疗的著作，如英国布朗的《音乐医学》、奥地利医生利希滕塔尔的《音乐医生》。

法国著名思想家、教育家卢梭在谈到音乐与人类的关系时认为，在人类历史之初，音乐与语言的关系是密不可分的一个整体，言语和歌曲没有任何区别。持有同样观点的精神分析家安东·艾仁茨威克本身就是一个音乐造诣很高的音乐家，他在表述语言和音乐的关系时认为，在人类之初，语言和音乐同源于一，既非单纯说的，也非只用唱的，而是说唱兼而有之的原始语言。后来，这种语言被分裂为，音乐由音高、音阶、音长、节奏、音质等为其发音；语言则选择

音色、母音和子音为其发音。语言成为理性思维的工具，音乐则变为潜意识的象征语言，其象征意义永远深不可测，人们开始利用音乐的象征性语言来治疗疾病。

在 19 世纪，从事音乐治疗实践的音乐家、医生、精神病学家所提出的音乐治疗功效都是在其自身所从事的领域里独立存在的，音乐治疗的学科整合和全面应用并没有发展起来。

四、20 世纪以来的音乐治疗

进入 20 世纪，在世界音乐治疗的发展中，美国一直占据着世界音乐治疗学术研究引领的位置。在 20 世纪最初的二十年里，在促进美国音乐治疗发展的过程中，最具有影响力的人物之一是伊娃·维塞利乌斯。她通过很多出版物来增强音乐治疗的影响。她认为音乐治疗这个客体能使生病的人从"不协调振动"恢复到和谐的状态。她还在音乐治疗发烧、失眠等其他疾病等方面，提供了详细的指导建议。维塞利乌斯在 1913 年出版的《音乐与健康》期刊上发表了她和其他人在音乐治疗实践方面的文章。

把音乐治疗学作为一门专业课程来教授始于 1919 年，当时一个在英国出生的钢琴家玛格丽特·安德顿，在纽约市的哥伦比亚大学为学生开设了音乐治疗课程，她和另外一名同在哥伦比亚大学任教的伊莎·莫德·伊尔森一起担任了音乐治疗的教学工作。她们都在第一次世界大战期间在医院为伤残士兵提供过音乐治疗服务。伊尔森也在医院倡导运用古典音乐、歌曲来对病人进行音乐治疗，并被公认为在医院中促进音乐治疗实践的重要先驱之一。同安德顿和伊尔森一样，艾尔·西摩也在第一次世界大战中为士兵提供音乐治疗服务，其在 1920 年出版了音乐治疗师指导手册《音乐可以为你做什么》。她在 1941 年建立了国家音乐治疗基金会，身为主席的她通过演讲与授课的形式，来强调将音乐治疗应用到第二次世界大战的返乡士兵上的意义。

尽管在 20 世纪最初的 40 年里，音乐治疗活动的报告数量迅速增加，但当时的音乐治疗并没有被医学界所认可和接受，音乐治疗活动更没有形成广泛应用的局面。虽然出现了一些像维塞利乌斯、伊尔森和安德顿等致力于发展音乐治疗的先行者，但音乐治疗还是没有被视为有组织的临床职业而发展起来。在 1940 年，音乐治疗精神疾病障碍变得更加广泛，那时在医院工作的音乐治疗师很多都是义工，他们在医院职工的监督下开展音乐治疗工作，并没有职业地位。这时，很多人开始认识到未来音乐治疗的职业发展取决于训练有素的音乐治疗师的有效指导。

在 20 世纪 40 年代，密歇根州立大学、堪萨斯大学及阿尔维诺学院开始为硕士生设置音乐治疗师的培训课程。这些最早学习音乐治疗课程的学生大都进入医院工作。随着在大学开展的音乐治疗课程的普及，美国音乐治疗的全国性组织也逐渐进入萌芽状态，作为美国国家音乐教师协会（MTNA）分会的音乐治疗委员会中心为了推广音乐治疗，于 1940 年开始增加了与音乐家、医生相关的音乐治疗教学和培训计划，进而促进音乐治疗在学校和医院的应用。这一时期，音乐治疗学作为一门新兴的交叉学科正式在美国诞生。

随着音乐治疗的广泛开展，1950 年 6 月，全美音乐治疗协会（NAMT）诞生。在 NAMT 创建时期，美国最具影响力的音乐治疗指导人物是堪萨斯大学音乐教育系主任埃特·加斯顿，也是美国 20 世纪 40 年代到 60 年代支持和开展音乐治疗的核心人物。他与相关精神病院合作，创办了美国首个音乐治疗临床试验中心，同时，他也在堪萨斯大学开设了音乐治疗课程。由于加斯顿具有诚实的人格、永不满足的求知欲，以及严谨的治学态度，他在美国音乐治疗学界享有崇高的地位，被后人尊称为美国的"音乐治疗之父"。

早期 NAMT 的重要贡献是确立了被社会所公认的音乐治疗师资格注册制度。这一制度在 1956 年建立，当时音乐治疗师资格认证是通过音乐学校全国协会协助进行的，独立的音乐治疗师资格认证机构其实尚未完善。

在美国现代音乐治疗发展中，最大的事件莫过于 1997 年 NAMT 和美国音乐治疗学会（AAMT）合并成立了新组织：美国音乐治疗协会（AMTA）。目前，音乐治疗师这一职业已在美国被确立为一个稳固的和可实行的职业。纵观美国音乐治疗的现代发展，美国高校在音乐治疗课程设置、专业建设及人才培训方面起到了至关重要的作用。

五、国外对中国传统音乐治疗的研究

国外音乐治疗发展历程有一个值得我们关注的事实就是西方的音乐治疗研究中罕有对中国传统音乐治疗的研究成果。直到现在，西方音乐治疗学界一直认为中国没有自己的音乐治疗理论与方法体系。已知的西方对中国传统音乐治疗的研究成果主要集中在对中国民族宗教音乐疗法的研究上。比如，美国声音治疗先驱詹姆斯于 21 世纪初把道教"嘶、噢、嘻、嚯、呼"五音发声治疗法引入他创立的声音治疗体系中。荷兰人汉斯·德·贝克在 20 世纪 70 年代通过对西藏颂钵的研究，在借鉴西藏颂钵制作工艺的基础上，改进了自己的颂钵音乐治疗方法体系。美国麻省理工学院研究成果证实了公元 5 世纪时期的 4 个西藏颂钵的音疗共振原理。

第二节　国内音乐治疗研究现状

中国是世界上最早运用音乐治疗服务于国民身心健康的国家之一。在20世纪90年代，以"五音疗法""民族笛疗法""音乐气功引导法"为代表的民族传统音乐疗法曾一度受到国人的普遍关注。然而，进入21世纪以来，民族音乐治疗的发展受到了来自西方音乐治疗文化的冲击，加上长期以来中国一直没有形成属于本民族的音乐治疗理论与方法体系，这成为制约民族音乐治疗发展的主要瓶颈。时至今日，西方的音乐治疗事业已经走在我们前面，但由于民俗、民风的不同，西方的音乐治疗成果并不容易走进中国大众的心中，尤其是在音乐作品方面，即便在西方，也很少有专为医疗而创作的内容。好在我们的祖先留下了极为丰富的音乐治疗理论和大量的实践经验。由中国传统医学和传统音乐融合而形成的中华传统音乐疗法思想理论体系值得我们为之付出毕生精力去探究。

综上所述，中国传统音乐治疗是独具风采的知识体系，其历史、源流、理论、思想、技术、方法、应用都具有丰富的内涵和外延，是世界音乐治疗学领域重要的分支。回顾中国传统音乐治疗的发展进程，由于历代对音乐治疗思想缺乏较为系统的提炼与整合，导致中国传统音乐治疗思想理论至今尚未得到应有的诠释。

一、关于养生取向的音乐治疗理论

（一）音循时序养生法

在中国传统医学养生文化中，时序养生是其中最为核心的内容之一。时，即"季节""时辰""光阴""应时"的意思；序，即"次第"之意。中国传统养生取向的音乐治疗方法在这一传统养生思想指导下，借助音乐感应四时的变化。

人的机体的发展变化与四季、昼夜、时间的变化有着密切的联系。人体如果顺应天气、时间的变化而变化，就会阳气固密，即使有阴风邪气，也不能对人产生伤害。反之，身体就会因不适应季节、气候的变化而导致人体阴阳失去平衡，疾病就会发生。传统养生取向音乐治疗就是基于人体因时序变化造成阳过盛或阴过盛，阴虚或阳虚的现象，从人体的实际需要出发，因季而异、因时而异、因地而异、因人而异，适当增补阳性或阴性的音乐，协助人体阴阳恢复原有的平衡，从而实现音乐养生的目的。

（二）传统六字诀发声养生法

六字诀是中国传统的一种以呼吸吐纳发声为主要手段的养生方法。这种融动作、运气、发声为一体的养生方法，通过呼吸发音来调节脏腑功能，以调节人体内部的阴阳平衡。六字诀养生法和当代西方比较流行的声音治疗功能一样，具有养生保健、防病治病的双重功效。六字诀结合中国传统五行理论，在发"嘘、呵、呼、呬、吹、嘻"六个字音的同时，可以有效调节肝、心、脾、肺、肾等脏器，通过身体、气息和声音的运动对脏腑起到按摩作用。在练习中，发音产生的声波振动可以刺激人体的经络，通过对经络的刺激，可以畅通全身经络，使人体的气血充盈。在练习六字诀的过程中，在相应的动作导引和自然吸气时，吸入天地间的清气，通过呼吸练习可以排出脏腑内部的浊气，调和人体内外气血运行，使五脏六腑保持阴阳平衡的健康状态。

六字诀养生法能有效促进人体生理机能的运动。通过练习六字诀，能够让人体神经系统功能和机体代谢能力得到一定的提高，促进神经肌肉间的相互协调功能，使人身体运动变得更加平衡和谐。在六字诀的练习中，人们所运用的动作动中求静，其所保持的深呼吸运动将有助于人的气体交换进而增强人的体质。人在经过长期的六字诀训练后，身体内部微循环和肌肉活动能力得到进一步的增强，人的关节的柔韧性、灵活性以及肌肉活动幅度也能得到扩展。六字诀养生法也能促进人体内部的血液循环，增强人的心肺功能，有效延缓人的生理机体的老化。

二、关于心理取向的音乐治疗理论

（一）传统音乐宣泄疗法

中国是世界上最早运用音乐调节人的情绪的国家之一。《黄帝内经》中强调了以人的情感为轴心，是人们从事音乐活动的核心思想。该书中阐述了聆听宫调式的音乐会引发人的沉静、厚重的情感体验；聆听商调式的音乐会引发人的哀郁、婉转的情绪体验；聆听角调式的音乐会引发人的通澈、清新的情感体验；聆听徵调式的音乐会引发人的欢快、热烈的情感体验；聆听羽调式的音乐会引发人的凄切、柔润的情感体验。在《黄帝内经·素问·上古天真论》篇中提到的"恬淡虚无，真气从之，精神内守，病安从来"，指的就是心理健康对人的重要性，强调只要人的心理保持宁静平和的状态，就不容易受到七情六欲的诱惑，不为其所困惑，人的内心就会充满正能量，只要保持住心灵的健康就会确保整个身体的健康。由清代高鼓峰编写的《医家心法》中写道："七情过极，必生拂郁之病。"其也讲明了七情和悦是心理健康之根本，从预防心理疾病的角度出发，用音乐来宣泄、引导喜、怒、悲、思、愁、恐、惊七种情绪，是中国传统心理取向音乐治疗运用的基本技巧与方法。

（二）传统音乐移情疗法

根据弗洛伊德心理动力学的观点，人的行为是由强大的内部力量驱动或激发所致。同时，心理动力学理论把人看作由内部和外部力量组成的一个复杂网络所推动的。移情行为是人内在动力的一种外化表现形式。传统音乐治疗中的移情指的是人在受到外界事物的刺激下，把内在产生的一些痛苦、抑郁、悲伤等负面情绪动力，借助外物的移情来作为内在心理补偿机制，缓解或释放内在的负面能量，以期达到恢复其心理平衡或认知顿悟的目的。

在中国传统心理取向音乐治疗实践中，先民们早就意识到了音乐移情对人的心理所产生的积极影响，并学会了运用音乐移情来转移负面情感对人的心理冲击，以期让人在音乐移情的过程中改善消极的情绪状态。

如《说苑·善说》描述道："雍门子周以琴见乎孟尝君。孟尝君曰：'先生鼓琴，亦能令文悲乎？'……于是孟尝君泫然泣涕，承睫而未殒。雍门子周引琴而鼓之，徐动宫徵，微挥羽角，切终而成曲。孟尝君涕浪汗增，歔而就之曰：'先生之鼓琴，令文立若破国亡邑之人也。'"这段文字说明了雍门子周以弹琴的形式来求见孟尝君。孟尝君说："先生弹琴，也能让我悲恸吗？"这时孟尝君伤悲起来，泪水流到睫毛上还没落下来。雍门子周拿过琴来弹奏，慢慢拨动宫、徵之声，又轻轻弹起羽、角之声，不同的音律协和弹成了一首乐曲。在音乐的情感驱动下，孟尝君泪流满面，汗流不止，不停唏嘘，情不自禁地从座位上走下靠近雍门子周说："先生弹琴，让我立刻感觉到就像个国破家亡的人。"从这个案例中，我们可以看到孟尝君的内在情感随着音乐的变化而不断升华，这种音乐的移情功能有效释放了他内在心理结构中的悲伤情节。也就是说，孟尝君忧国忧民的情节被音乐情景投射出来，这并不是音乐本身使他如此悲伤。

（三）传统音乐认知疗法

音乐所唤起的人的情感是伴随认识活动和意志行动而出现的一种心理现象。这种心理现象体现着个体的认知差异。不同音乐情感的体验往往会代表着人的某种思想认识的产物。也就是说，音乐活动能够直接影响人的认知思想的形成。

关于音乐对人认知观念的影响，中国古人早就有深刻的理解和认识。这也是中国历代圣贤、帝王重视乐教功能的原因所在。《乐记》提倡合乎伦理道德的音乐，认为乐与伦理道德相通，懂得了乐便知晓了礼，礼乐都懂得，才谓之德。这体现了中国古人深知音乐对人思想认知和道德观念能够起到引导的作用。传统的音乐认知教育理论中强调乐是人德性的真实表现，是人的真情流露。只有音乐是不能作伪的，一个人内心的道德品质可以从音乐中反映出来。音乐能感化人心，培养人的道德品质。音乐的社会化认知功能能改善社会风气，营造出和谐的社会环境。

在中国传统心理取向音乐治疗中，人们认识到不同的人会从不同的音乐情景中获取到不同信息，并用不同的方式看待自己和世界。同时，在长期的音乐治疗的实践过程中，中国先民们也了解到在所获取的音乐信息认知影响下，音乐具有塑造和完善人格的功效。不同的音乐情景会给人带来不同的情绪、认知影响。运用不同的音乐也能在特定的环境中，通过影响人的情绪进而改变人的认知模式。这一理念也是当代西方音乐心理治疗理论的核心观点。

例如，在《史记·项羽本纪》中记载有："项王军壁垓下，兵少食尽，汉军及诸侯兵围之数重。夜闻汉军四面皆楚歌，项王乃大惊曰：'汉皆已得楚乎？是何楚人之多也！'项王则夜起，饮帐中。有美人名虞，常幸从；骏马名骓，常骑之。于是项王乃悲歌慷慨，自为诗曰：'力拔山兮气盖世，时不利兮骓不逝。骓不逝兮可奈何，虞兮虞兮奈若何！'歌数阕，美人和之。项王泣数行下，左右皆泣，莫能仰视。"这段文字描述了项王的部队在垓下修筑了营垒，兵少粮尽，汉军把他团团包围。深夜，听到汉军在四面唱着楚地的歌，项王大为吃惊，说："难道汉军已经完全占领了楚地？怎么楚国人这么多呢？"项王连夜起来，在帐中饮酒。有美人名虞姬，一直受宠跟在项王身边，有骏马名骓，项王一直骑着。这时候，项王不禁慷慨悲歌，自己作诗吟唱道："力量能拔山啊，英雄气概举世无双，时运不济呀，骓马不再往前闯。骓马不往前闯啊，可怎么办，虞姬呀虞姬，怎么安排你呀才妥善？"项王唱了几遍，美人虞姬在一旁应和。项王眼泪一道道流下来，左右侍者也都跟着落泪，没有一个人能抬起头来看他。这段文字中所体现出来的音乐认知影响就是汉军通过四面楚歌的形式，让项羽对战局出现了错误的认知判断，进而使项羽通过音乐的表达反映出了认知改变后的负面情绪和挫败感。这成为一个典型的音乐影响、改变人的思想认知的具体案例。

三、关于医疗取向的音乐治疗理论

（一）不同体质的音乐疗法

中国传统医学非常重视体质因素在发病、诊断、治疗的过程中所起到的作用。而体质的分类源于中医理论中的阴阳五行学说。在中医著作中有很多分类标准，如五行分类、阴阳分类、体型分类等。

1. 二十五音对应经脉治疗法

在中国传统医疗取向的音乐治疗方法中，在二十五音对应经脉治疗法的论述中，中医经脉理论强调了二十五种体质类型和手足阴阳经与五脏阴阳经的密切关系。《黄帝内经·灵枢·五音五味》中具体介绍了五音配属的二十五类人，在生病时应当调治手足阴阳经脉的方法。

对于火音中的右徵和少徵类型的人，应调治右侧手太阳小肠经的上部。对于金音中的左商和火音中的右徵类型的人，当调治左侧手阳明大肠经的上部。对于火音中的少徵和土音中的太宫类型的人，应当调治左侧手阳明经脉的上部。对于木音中的右角和太角类型的人，应当调治右侧足少阳胆经的下部。对于火音中的质徵和少徵类型的人，调治左侧手太阳小肠经的上部。对于水音中的众羽和少羽类型的人，调治右侧足太阳膀胱经的下部。对于金音中的少商和右商类型的人，调治右侧手太阳小肠经的下部。对于水音中的桎羽和众羽类型的人，调治右侧足太阳膀胱经的下部。对于土音中的少宫和太宫类型的人，调治右侧足阳明胃经的下部。对于木音中的判角和大角类型的人，调治右侧足少阳胆经的下部。对于金音中的钛商和上商类型的人，调治右侧足阳明胃经的下部。对于金音中的钛商和木音中的上角类型的人，调治左侧足太阳膀胱经的下部。

2. 阴阳偏颇体质音乐疗法

（1）阴虚阳盛体质

传统中医理论认为，此类人具有阴津亏乏，机体缺少滋润的特点。此类人性格急躁，容易激动，常常处在亢奋的精神状态。身体偏瘦，喜冷怕热，口干喜欢饮冷水。面色偏红，舌苔薄黄。一般不易生病，一旦患病多为风、暑、湿邪所致，多为急性病，容易化燥伤阴。常见有眩晕、失眠、头痛等症状。如果操劳过度或者情志不遂的话，上述情况可能加重。阴虚阳盛体质在音乐疗法上应选择以阴柔的羽调式、角调式音乐为主，通过音乐来抑制狂躁的亢奋状态。音乐的风格上要轻柔、婉约、细腻，音乐的旋律要舒展、流畅，音色柔和，音乐的节奏要缓慢、舒展。

（2）阳虚阴盛体质

传统中医理论认为，此类人群具有偏寒、偏虚、多静等特点。畏寒喜热，常感到疲乏无力，不想活动，少言寡语，性格偏于内向、沉静。形体多弱，虚胖羸瘦，如果长期体质得不到改善的话，有可能出现心悸、健忘、易汗、气短、眩晕等情况，也伴有肢节疼痛、胸闷昏眩、四肢倦怠等。

阳虚阴盛者应选择一些徵调式、宫调式的阳刚音乐。以土乐宫健脾，以火乐徵助阳。因此，其可选用具有威武雄壮、刚健、嘹亮风格的音乐。在音乐的表现上，需注意以简洁、欢快、明亮、宽敞的阳性旋律为主。

（二）笛疗法

中国笛子的应用历史悠久，可以追溯到新石器时代。当时的先民们为了用有效的声音诱捕猎物和传递信息，利用飞禽胫骨钻孔发明了世界上最古老的乐器之一——骨笛。1987 年，河南省舞阳县贾湖遗址出土的骨笛，经考古学家鉴定，距今约 9000 年。中国古代有关于使用竹笛演奏来陶冶性情，服务身心健康的思想。《风俗通》记载道："笛者，涤也，所以荡涤邪秽，纳之于雅正也。"《史记》记载有："黄帝使伶伦伐竹于昆嵠，斩而作笛，吹作凤鸣。"讲的就是黄帝时期，伶伦发明了笛子，通过演奏活动来愉悦人的身心。中国古代许多著名的诗人也在自己的诗歌中体现出了以笛抒情、寄托哀愁的思想。比如，唐代李白的《春夜洛城闻笛》、杜甫的《吹笛》，宋代李清照的《满庭芳》，金代邓千江的《望海潮》，元代张可久的《折桂令》，明代吴承恩的《杨柳青》，清代宋琬的《蝶恋花》等。

在湖南安乡县，民间笛子演奏家黎湘安先生也经过多年的实践研究，发明了自己的一套笛疗理论。他还将传统五行、五音理论与现代生物反馈理论有效结合，研制出了"笛疗仪"。该项发明于 2008 年 6 月申请了国家专利。笛疗仪的研发旨在避免上述现有技术存在的缺陷或不足，提供一种新的音乐健身产品。该产品以音乐治疗学为基础，以五行理论为指导，结合中医、磁疗学、气功学等学科的精华，在重新确立五音与人体五脏之间关系的基础上，将五行音乐、生物反馈等引入电子技术与生物控制领域，制成医疗器械。它扩大了音乐治疗的应用范围，把音乐学习、音乐欣赏、音乐理疗三者有机结合在一起，设计制作成一种乐器，它不仅能起到一定的医疗保健作用，而且给人们提供了丰富的笛疗音乐作品。

笛疗具有如下功能。

第一，笛疗的生理功能。人的脑波、心跳、肺的收缩与扩张、肠胃的蠕动和自律神经活动，在正常的情况下都是按照一定节奏和规律来运行的。当人患病时，相应的体内节奏就会出现异常状态。人的手指神经系统在大脑皮层中所占的区域范围非常大，是大腿神经系统的十倍之多。在笛疗练习过程中，在正确的指法运用和气息、意念的配合下，演奏笛子对激活神经介质，开发右脑潜能具有一定的促进作用。练习笛子需要双手十指的协调运动，使不经常使用的左手肌肉功能得到锻炼，还可以增强右脑在音乐、形象思维和运动方面的功能，增加脑神经系统的活动能量，这有助于左右脑的平衡协调。同时，通过深呼吸的反复运动，可以锻炼呼吸肌肉，增强心肺功能，防治呼吸系统疾病。吹奏笛箫把音乐、情绪和机体整合起来，可使人体各种振频活动协调，提高人体的免疫功能，提高人体的抵抗力。笛疗法中强调的中医思想"气功态"，即在练习用气时讲究气在人体各经络穴位的冲击与运行，并在意念的引导下，借助不同口型吹奏时所产生的气息能量促进身体内大小经络的气息流畅，打通经络，从而实现治疗疾病的目的。

第二，笛疗的心理功能。在笛疗的练习中，由于采用胸腹式呼吸方法，在有控制地吸收大量空气中氧气和有节奏地呼出体内浊气的同时，能产生头脑清醒、心情舒畅的情绪体验。在当代社会，各行各业的人都处于激烈的竞争中，人的身心长期处于应激状态，如果没有得到有效的缓解，久而久之人就会出现心理上的问题。通过笛疗法的练习，人们可以宣泄心理和生理的能量，消除紧张情绪，恢复正常的身心健康状态。另外，学习笛疗时学员与教师之间的互动、学员与学员之间的互动，也能够增加人们沟通、交流的机会，消除人们在生活中产生的孤独感和不安全感，在展示自己演奏的作品时，还能使人提高自信心和成就感。把音乐审美体验融入笛子演奏中，也使演奏者个人的审美情趣得到升华。

第四章　音乐治疗干预幼儿障碍

系统地接受音乐训练被认为对幼儿的各种身心障碍和学习困难等问题有着积极有效的治疗作用。音乐治疗就是一种非常重要的方法。本章主要介绍幼儿可能存在的各种障碍，并指出了音乐治疗对幼儿障碍的干预作用，分析了音乐治疗干预幼儿障碍的临床应用案例，最后对音乐治疗干预特殊幼儿障碍进行了理论建构。

第一节　幼儿的可能性障碍

一、精神障碍

相关研究进行了婴幼儿时期的心理和发育障碍的介绍，这些障碍还会延续，例如：神经生理发育障碍、自闭症、进食和睡眠节奏规律障碍、明显的规避行为以及言语障碍。

较难诊断鉴别的问题为性格发展障碍以及其他同父母互动障碍。父母抑郁症是自孩子出生开始就容易导致其患病的因素。不稳定和混乱的关系会因为镜像原理导致孩子日后较高的抑郁症的发病率。

这些同社会体系相关联的问题，既不能被独立诊断，也不能被独立治疗。儿童医生和儿童心理学家的研究对于后遗症还没有明确的研究成果。对于那些明确或不明确定义和诊断的病症通常有以下两方面结果。

①一方面可能会导致终生障碍。

②另一方面可能通过来自父母（直觉教育）或互补替代（敏感护理）的悉心陪伴、照料，障碍逐渐缓解。

二、经验损失

在幼儿期导致障碍的因素还有所有同父母相关的经验损失（离异、死亡、由于工作长期不在身边）。这会导致幼儿形成广泛的恐惧障碍，进而导致幼儿患恐惧症和抑郁症。这些来自童年的障碍会贯穿一个人整个成长阶段并持续存在。

幼儿期的障碍可以反映在羞耻、内疚、悲伤、害羞、社会退缩等情绪中，直到自我孤立，这常常与周围环境的关注度缺乏相关。

三、新入园幼儿入睡困难

相关研究人员通过笔录、照片拍摄的方式记录了某幼儿园内幼儿从上床到入睡时间段内的表现。我们将新入园幼儿入睡困难的行为表现分为焦虑和嬉戏两类。焦虑的幼儿主要表现为哭泣、反复提要求。嬉戏的幼儿在入睡潜伏期会进行类似游戏的行为，大致可以分为独自嬉戏和与他人嬉戏，这一类幼儿占大多数。独自嬉戏主要表现为借助自己身体或周围环境进行活动，如玩手指、抠鼻子、摆弄生殖器、自言自语、张望、咬被子、扯线头、藏在被子里、甩枕头、摆鞋子等。

四、社交退缩

社交退缩也称为社会退缩、社交性抑制、社会孤独、害羞。社交退缩指儿童在所有场合下包括熟悉情境和陌生情境中所表现出来的各种独处行为，如行为抑制、退缩、害怕、社会性孤独等。社会退缩包括沉默退缩、主动退缩和被动退缩三种亚型。沉默退缩型幼儿常伴有较多消极情绪，如焦虑、紧张、恐惧等，旁观行为和无所事事行为较多；主动退缩型幼儿在多数情况下喜欢独自一人探索活动，不主动与他人交往合作，对物的兴趣超过对人的兴趣；被动退缩型幼儿多是因为不良的行为习惯，如喧闹、多动或攻击行为，导致他人不愿与其游戏被群体排斥在外，此类幼儿多表现出愤怒、自卑等不良情绪。

五、幼儿自闭症

自闭症又叫作孤独症或全面性发育障碍。目前，自闭症儿童呈现出心智年龄的低龄化趋势，可以说，自闭症幼儿又成为自闭症儿童中数量最庞大的群体。他们不能融入集体，对集体性活动表现出明显的抵触情绪，对周围的同伴缺乏足够的信任。同样，对自己的亲人也没有情感上的依恋。然而，自闭症幼儿虽然在感知方面存在着明显的问题，但他们对音乐的反应却极其敏锐，因为音乐是一种非语音的交流方式。当自闭症幼儿无法做到依赖语言来传递情感时，郁闷的情绪就会积蓄于心并折磨他们，而此时音乐便成了自闭症幼儿交流情感的唯一媒介。当他们沉浸在温馨、欢愉的音乐世界中时，不仅其心中负面的情绪自然而然地被疏导出来，还可以让自身僵硬的身体随音乐而变得柔软。在没有任何压力的音乐活动中，他们内心的"防御高墙"开始松动，逐渐获得良好的心境和乐观的心态，从而改变其自我封闭的状态。

第二节 音乐治疗干预幼儿障碍的临床应用案例

一、案例一：丧母 4 岁女童的音乐治疗

（一）案例介绍

在卡塔琳娜 4 岁的时候，她的母亲死于癌症。她的两个哥哥分别是 9 岁和 7 岁。卡塔琳娜的父亲是一位教师。他说日常生活都还可以运作，孩子对母亲的死亡也都熬过来了。他对他们说，他们的母亲死了，躺在棺材里面，埋在地下。他认为其他的再也没什么好解释的了。然而在幼儿园，卡塔琳娜在团体活动中的退缩行为显然引人注目，她不容许任何肢体接触，也无悲痛感。

一直到第三个小时的音乐治疗都还感觉不出来卡塔琳娜内心藏有多少情绪，她与治疗师没有眼神接触，在演奏乐器时只三两下就草草了事。然而，从一开始她所看重的就是结束时一定要唱同一首歌曲，而她最喜欢的一段歌词就是唱小鸟儿都在柔软的窝巢里，并且希望一再重复。我们在这当中不难察觉她渴望一个温暖的家。此外，将这首歌作为告别仪式也使她比较能够接受每一次治疗课程的结束。由于曾经经历过母亲的死亡，告别对她而言是充满痛苦的。

（二）治疗师的做法

关系人的丧失对于孩子来说，意味着他的共鸣体的一部分被撕裂开了，除此以外，由于这个丧失经历，孩子需要一个愈合伤口的额外共鸣。音乐治疗可以通过共鸣，在两方面给予其理解和感觉的信号。一方面，充满信任感的治疗师的独立存在协助了一个崭新的、有疗效的共鸣基石的出现。另一方面，通过音程、节奏、音色和旋律的音乐回应，情绪（如疼痛）能够最终在创造性生命力中被音乐改变。借助对一个小姑娘的音乐治疗，其特殊的作用机制很清晰地展现出来。

（三）音乐治疗的过程

1. 催眠曲

忧郁的催眠曲可以让卡塔琳娜以某种形式带出自己悲痛的情绪。这首歌的气氛帮她反映出自己一时难以理解的内心世界，让她觉得有人理解她、同情她，从而不觉得孤零零地被遗弃。因而她可以在歌曲的保护下，逐步接近并接受残酷的现实。

2. 声响

在早期的母子关系中，乐音和噪音占据着儿童生活内容很大的比重，声响经常被作为经历和回忆。卡塔琳娜在治疗过程中经常专注于锣和钵，比如，它们会持续发声多长多久，并且她通过触碰发出声响的锣能终止声响。

3. 控制

对悲伤的孩子来说，通过音乐唤起对关系人的回忆这一点是经常被激发的。这也就是为什么一些孩子不能忍受一定的声响。卡塔琳娜表示过一次，她害怕拨浪鼓，觉得拨浪鼓像个大的拖拉机，会从她的后面碾过去。在音乐治疗中，卡塔琳娜能够自己决定声响的持续时间和强度，并决定应不应该发出声响。

4. 象征性语言

独处以及关系人的去世都会使孩子受到极大打击，在这种打击下孩子既不交谈也不去理解。但是孩子能在音乐治疗中，使用具有象征性的乐器来治愈伤痛。

悲伤的感受有一个过程，在最后，孩子保留对关系人的记忆并将这部分回忆沉入心底。这里将木琴比作坟墓，将布巾覆盖的定音鼓比作棺木，卡塔琳娜将全部乐器一起偷偷塞到定音鼓下面，并问如果人们没看到的话，是不是还能听到。这表明了一种尝试，是用内心世界去看生命的界限和死亡的决定性的尝试，以便达到由内向外的释放。

二、案例二：改善肢体协调能力

学龄前儿童都需要进行精细肌肉运动能力与肢体协调能力的锻炼，以便更好地做拿筷子、握笔等日常动作，甚至是进行一些体育项目。家长非常重视的左右脑协同发展也离不开对肢体能力的训练。利用节奏、旋律、强弱等音乐元素，配合身体的律动，有助于孩子更好地进行训练。

本书中的"胖茶壶"活动设定了茶壶游戏的情景，孩子们跟随音乐完成叉腰、举手等肢体动作；"跨越彩虹"活动将认识颜色与肢体律动相结合，把音乐作为强化物，来锻炼孩子的肢体协调能力；"提线木偶"活动培养的是孩子对肌肉的控制能力以及对自我和他人的关注力；"水母与飞鱼"活动通过"动"与"静"的切换，引导孩子身体自由地律动，通过感受这种变化，更好地了解自己。

（一）"胖茶壶"音乐治疗活动准备

①白板、马克笔。

②茶壶或茶壶图像。

（二）"胖茶壶"音乐治疗活动步骤

第一，在白板上依次画出圆形壶身、圆弧手柄、长条形壶嘴、帽型壶盖，在此过程中让孩子观察猜测今天的主角是什么，同时体会简单的几何图形能组合成各种复杂的物体图像。

第二，拿出茶壶或茶壶图片给孩子仔细观察，并引出茶壶的质地，是瓷、紫砂，或是玻璃。告诉孩子它们都是非常易碎的，需要小心对待，轻拿轻放。

第三，演唱茶壶之歌并配以动作：

我是个茶壶胖又圆→微微下蹲，

这是壶柄→左手叉腰，

这是嘴→右手伸长，

咕噜噜水开了→摇头摆尾模仿水开（类似于打寒战），

冲茶了→身体向右倾斜模仿倒茶的姿势，其他孩子手做持杯状，接茶。

第四，孩子轮流扮演茶壶，为其他成员倒茶。

①这是一个典型的音乐游戏，游戏是孩子最主要的活动，孩子在游戏中耳濡目染，培养分享、轻拿轻放等良好习惯，更有利于将习得的行为泛化到生活中。

②孩子观察事物总是从局部出发，本次活动通过几何图形的组合与拆分及多感官的体验让孩子认识事物局部与全局的关系。当然，我们也可以以此为例，发掘出更多活动主题。

③活动的进行最好是层层递进的，在对象是年龄较小的孩子时，不要惧怕重复练习，动作类活动是孩子喜欢的。

④在音乐的节奏、音色、音高等元素中，孩子最先能感受到的是节奏，所以我们看到婴儿会跟着节拍舞动。当年龄较小的孩子对活动感觉枯燥甚至无法进行时，可以试试将音乐风格变得更加富有动感。

三、案例三：幼儿主动退缩行为

（一）案例介绍

在集体教学活动中，教师与小朋友讨论什么是"绿色出行"。图图前三分钟听得非常认真。当教师向其他小朋友提问时，图图看向了窗外的大山，之后就沉浸在自己的世界里，专注于自己的想象。谈话活动中的其他小朋友积极举手回答问题参与活动，图图没有举手回答，长时间处于无所事事的状态。在教师的鼓励下图图说了说自己的想法，答案和前一位小朋友的完全一样，说话声音较小。之后，图图只是看看回答的小朋友，不再关注小朋友说话的内容。图图在座位上一会儿四处张望，一会儿玩手指头。在区域游戏活动时，图图选择了钓鱼拼图的游戏，图图一个人搬着小板凳坐在拼图游戏区，他的好朋友大正（化名）主动找他玩："图图我们去玩积木吧。"图图只是简短回答："好。"好朋友大正看到图图玩起了钓鱼的拼图，便坐在他身边，陪他一起玩了起来。这期间，大正多次与图图说话，但图图的回应很少，长时间专注于拼图游戏。图图边拼图边自言自语，说话的内容只能自己听见。一旁的大正一会儿和图图商量怎么把这块拼图拼好，一会儿和其他小朋友一起拼其他的积木。图图则专注于自己拿到的这块拼图，较少关注其他小朋友的情况。其他小朋友找图图聊天，图图的回答也非常简短。

（二）观察记录分析

研究者对图图进行了长达两周的时间取样观察。观察时间为每周二、周四的上午户外活动时间、区域游戏活动时间。图图在日常的活动中退缩行为表现有以下几点。第一，过度专注于自己的活动，对与人交往并无太多的兴趣出现五次。图图在幼儿园里有一个好朋友，但都是好朋友主动找他，他从不主动和好朋友玩耍或者分享自己的玩具，但图图并不抗拒和小伙伴交往。第二，在集体活动中无所事事的状态出现两次。其他小朋友积极参与集体活动，图图较长时间游离于集体活动之外。

根据两周的观察，图图主动退缩的次数为十六次，沉默退缩的次数为十次，被动退缩的次数为五次。总之，图图的主动退缩行为有如下几大类。第一，不主动与他人交流。图图平时说话声音小，比较容易有害羞、紧张、焦虑的情绪，在集体活动中较少与教师有眼神以及语言交流。第二，该幼儿在游戏过程中独自探索活动的频率较高。第三，其较少主动表达自己的想法。在集体活动中，图图主动参与次数较少，在与其他小朋友发生矛盾时不会正确表达自己，常常默不作声。

（三）音乐治疗干预方案的编制

图图在幼儿园里说话声音很小，很少与人主动交流，因此第一阶段主要培养该幼儿的社会交往技能。研究帮助该幼儿学习并练习主动与人打招呼，大声与教师、小朋友问好。本阶段干预时长为两周，每周一、周五下午进行。第一阶段主要以个体律动游戏活动为主。

第二阶段重点激发该幼儿的交往动机，培养其情绪理解能力。由于图图在日常生活和游戏中常常一个人独自探索，很少主动和同伴合作完成任务，由此导致其缺少较多的社会交往技巧。同时，在与该幼儿交流的过程中，研究者发现图图不知道为什么要帮助其他小朋友或者是家人，因此第二阶段主要为培养该幼儿的同情心，使其主动关心他人以及积极帮助他人，同时关注该幼儿情绪与情感的发展状态，帮助该幼儿排解消极情绪。本阶段干预时长为五周，每周一、周五下午进行。本阶段主要采用小组角色扮演游戏活动的方式展开。

第三阶段干预方案主要目的为检验前两阶段的成果，观察该幼儿在社会交往技能与情绪理解、控制方面的综合运用。本阶段干预时长为两周，每周一、周五下午进行。本阶段主要以集体创意表演游戏的方式展开（如表 4-2-1所示）。

表 4-2-1　图图主动退缩行为干预方案

干预周期	干预任务	游戏名称	游戏类型	游戏活动指导要点
第1～2周	培养幼儿的社会交往技能，使其学习、练习基本的社交礼仪	《你好》《问候歌》	律动游戏	①准备材料：音乐、图片 ②教师带领幼儿做《你好》《问候歌》律动，教师与幼儿记忆歌词，引导幼儿练习常用的礼貌用语 ③教师向幼儿呈现"挥挥手""点点头"以及"鞠个躬"等基本礼貌用语的图片，帮助幼儿理解歌词 ④教师与幼儿重复律动，使幼儿对歌词加深记忆

干预周期	干预任务	游戏名称	游戏类型	游戏活动指导要点
第3～8周	激发幼儿的交往动机，提升其情绪理解能力	《森林里的宴会》《关注身边的残疾人》《小猪怎么了》《我来帮帮你》《小猪佩奇》	表演游戏	①材料准备：音乐、故事、图片、头饰 ②教师设置游戏情景，讲解游戏规则 ③教师示范游戏玩法，如在某一游戏中，森林里开办宴会，熊先生积极和其他小动物交朋友并和他的好朋友一起帮助小鹿小姐找到了回家的路 ④引导幼儿说出在日常生活中该如何与其他小朋友合作
第9～10周	综合运用各种技能和能力	《巨人和小人》《小狐狸和鸡》	创意表演游戏	①材料准备：音乐、故事、图片、头饰 ②教师随着背景音乐讲解故事 ③教师引导幼儿分段熟悉故事情节，注意故事中人物的表情、行为和语言 ④教师请几组幼儿随着音乐进行角色扮演

（四）音乐治疗干预方案的实施

在实施方案之前，首先，研究者要对幼儿进行采访，采访的内容主要包括：你喜欢什么样的音乐游戏；你喜欢和小朋友做什么游戏；你的好朋友是谁等。其次，研究者为保证方案的可行性，编写的每篇干预方案都与幼儿所在班级的教师进行交流后再实施，并与教师交流音乐游戏活动编制的设计方法以及实施的要领、干预的方法，确定干预的地点和时间再进行干预。干预方案实施主要分为三个阶段，分别为第1～2周、第3～8周、第9～10周三个阶段，每周两次，活动地点一般选在活动室，共选取十个活动。整个音乐游戏干预过程具有较强的针对性和可行性。

1. 第一阶段（第1～2周）

这一阶段的干预目的为培养幼儿的社会交往技能。此阶段的主要任务是引导幼儿学习基本的礼仪。此阶段干预时间为两周，每周一、四下午开展，共开展四次。此阶段主要活动有两个，其中，"学习基本的交往礼仪"开展两次，"练习基本的交往礼仪"开展两次。研究者通过音乐律动的方式开展这一阶段的游戏活动，引导幼儿学习《你好》的律动。研究者与幼儿在律动的过程中着重强调歌词中"挥挥手""点点头"以及"鞠个躬"等诸如此类的礼貌行为，帮助幼儿学习基本的社交礼仪。图图在游戏的过程中，一开始只能保持短时间的注意力，五分钟后会出现注意力不集中的现象。研究者根据当下的情况进行适当调整，用快板游戏吸引幼儿的注意力。研究者会及时提醒幼儿，帮助幼儿集中注意力，减少幼儿无所事事的行为，并改善幼儿见到教师、园长不积极打招呼的情况。

2. 第二阶段（第 3～8 周）

本阶段以小组游戏的组织形式为主，小组主要由 6～8 个成员组成。干预的目的为激发幼儿的交往动机，培养其情绪理解能力。此阶段主要任务为引导幼儿学习自身所欠缺的社会交往技能和情绪理解与控制能力。这一阶段干预时间为六周。干预内容主要包括四个社会交往技能分别开展两次，即主动和他人交朋友、学会合作，培养幼儿同情心，主动关心他人、积极帮助他人；认识基本情绪、理解自己情绪、调节自己的情绪。在这一阶段中，研究者主要设计三段式音乐情景游戏。在"培养同情心"这一主题游戏中，研究者设计了单手穿衣、盲人走路以及单腿走路的游戏情景。在游戏一开始，研究者引导幼儿说出图片中残疾人的生活方式，图图看到图片中的残疾小朋友没有了眼睛、腿和胳膊时注意力就再也没有离开过屏幕。研究者将幼儿分成三组，第一组扮演盲人，并模仿盲人走路；第二组扮演有一只胳膊的残疾人，并尝试单手穿衣的游戏；第三组扮演有一条腿的残疾人，并尝试用一条腿走路。图图被分在第二组，图图在尝试单手穿衣的过程中，一开始觉得有趣，之后变得着急，他发现单手穿衣原来很困难。在游戏结束后，研究者请幼儿谈谈如何看待残疾人。图图踊跃地表达自己的观点，图图说自己以后要多帮助残疾人和身边的人。在这次游戏之后，图图在幼儿园里帮助他人的行为明显增多。在这一阶段的游戏活动中，图图帮助他人、与他人合作的行为越来越多，在游戏中与他人交流的次数逐渐增多。

3. 第三阶段（第 9～10 周）

这一阶段干预的主要目的为考察图图的社交技能与对情绪的理解、控制以及综合运用。以集体游戏的形式为主，小组主要由 12～15 个成员组成。这一阶段干预时间为两周。干预内容主要包括两个集体音乐戏剧游戏，即《巨人和小人》《小狐狸和鸡》共开展四次活动。两个集体游戏是对幼儿前两个阶段所学习内容的综合练习。这四次活动主要以创造性戏剧表演为主。在《小狐狸和鸡》这一游戏中，研究者首先为幼儿讲述故事，故事随着音乐讲述完后，请幼儿回答问题，并请幼儿进行角色扮演。图图在这一游戏开始时，故事讲到一半，注意力就有些涣散，研究者对图图进行提问，及时引导图图集中注意力。当讲到小狐狸想邀请小鸡和它一起参加舞会时，图图的情绪一下子被调动起来。随后，研究者将幼儿分成两两一组，男生和女生搭配表演，但请幼儿自己寻找伙伴。图图一开始还有些无所适从，但看到别人都找好了伙伴，就主动找到旁边的小女孩，邀请她搭档表演。图图积极举手表演故事。在表演的过程中，图图将狐狸的疑惑、孤单的感觉表演得非常生动有趣。在游戏结束后，研究者对图图积极与人合作的行为进行了表扬，鼓励图图与同伴在互相帮助的情况下合作完成游戏。由此可见，图图逐渐能主动邀请同伴一起进行游戏，交往的动机越来越强烈。

（五）音乐治疗干预效果

在干预结束后，研究者对图图进行为期一周的观察。由观察结果可知，该幼儿退缩行为发生如下变化。第一，幼儿主动与同伴交流对话的行为次数增多。图图在游戏活动中，独自探索游戏的行为逐渐减少，主动与同伴交流，并且表达内容逐渐丰富。第二，幼儿积极参与集体活动的行为次数增多。图图积极参与活动，相比之前在集体活动中长期无所事事的情况已有所改善，游离群体活动的行为减少。

第三节　音乐治疗干预特殊幼儿障碍的理论建构

海因茨·科胡特、埃里克·H.埃里克松、唐纳德·伍兹·温尼科特和琼·皮亚杰创立了发展心理学，其理论影响至今。在这些理论的发展过程中呈现出百家争鸣的局面：有的引入了遗传学，有的引入了环境决定论，有人认为人的前半生处于能力增长期，后半生为衰退期。我们特别感兴趣的是发展理论，这源于弗洛伊德的心理分析学和荣格的精神分析学。他们特别强调婴儿和儿童时期对此后人生阶段的影响。

海因茨·科胡特的贡献在于，在他的自我心理学中，畸形自恋（如弗洛伊德）不再被认为主要是心灵内部的发展，而是孩子在和他的照顾者互动中所产生和发展出来的。此外，科胡特（依旧有别于弗洛伊德）将音乐归纳为一个形塑婴儿期和儿童期的本质要素。

埃里克·H.埃里克松在发展心理学中占有重要地位基于两点。一是他改变了在他之前所发展出来的误以为人类发展主要取决于遗传的有偏差的观点，并包含了作为最重要的心理社会的组成部分——表现遗传学的观点。近来已经不知不觉进入一般人心理健康基础用语的"原始信任"的概念，其实源自他的术语，更表明他所强调的人际互动从人生早年开始的重要性。二是他扩充了人类身份认同发展的观点，认为终身持续性的心理社会发展不像早期的发展心理学仅局限于婴儿期、儿童期和青春期。埃里克松认为整个人生过程共有八个关键危机，并且称之为"发展任务"，而这些危机总是嵌入各自所生活的社会环境和其结构中而自行改变、浓缩、问题化，并予以解决。

琼·皮亚杰观察儿童游戏现象所建构的理论堪称影响并塑造学习和发展心理学领域的巨擘。他将游戏区分为三种主要的形式：练习游戏、符号游戏和规则游戏。皮亚杰也如同埃里克松一样，强调生物基础和心智历程在儿童发展上的重要性和结构对等性，也酝酿带动一个新的研究动向。他将其研究儿童心智发展，尤其是在游戏方面所获得的知识成果应用于生物的发展研究，经比较后更加以理论化解释。皮亚杰将前逻辑和联觉思维视为整个童年时期一个孩子的特殊能力，宛如联结慢慢发展出来无意识的象征和初萌芽的理性思考两者之间的锁链。

皮亚杰还创造了"同化"和"调适"这一对术语，并借以证实埃里克松的理论。他用这一对术语也相对化解了长久以来壁垒分明的争端：究竟孩子的塑造是取决于遗传还是环境，取决于外在还是内在因素等。同化是按照儿童的发展阶段所能想象或营造的世界而对环境及其结构的外在条件所做的调整。对皮亚杰而言，每一种（练习或象征）游戏都是同化。调适与同化正好相反，是调整儿童所想象和营造的世界来适应现实的环境。

唐纳德·伍兹·温尼科特引进了"真我"和"假我"的概念。他所赋予"假我"的功能是面对社会环境时隐藏"真我"，也就是一种自卫反应的功能。游戏、儿童的游戏和人们在年岁增长后依然保有的游戏的能力，他认为是在揭示和增强"真我"。

第五章　音乐治疗干预特殊儿童障碍

音乐治疗的领域非常广泛，特殊儿童就是其中的一个领域。本章主要介绍特殊儿童的可能性障碍，分析音乐对他们所产生的治疗作用，然后结合具体的音乐治疗干预特殊儿童障碍的临床应用案例，对音乐治疗干预特殊儿童障碍进行理论建构，提出有效的干预方法。

第一节　特殊儿童的可能性障碍

一、特殊儿童存在的障碍

传统的特殊儿童概念有狭义、广义之分。狭义的特殊儿童主要是指残疾儿童，又称"障碍儿童"，是指在身心发展上有各种缺陷的儿童。广义的特殊儿童是指与正常儿童在各方面有显著差异的儿童。这些差异可表现在智力、感官、能力、情绪、行为发展、言语等方面，它既包括在发展上慢于正常发展的儿童，也包括发展快于正常发展的儿童以及有轻微违法犯罪的儿童。随着社会的发展和观念的进步，人们提出了"特殊需要儿童"或"特殊教育需要儿童"的概念。1994 年，联合国教科文组织为了倡导和深化全民教育，召开了世界特殊需要教育大会，会议文件《萨拉曼卡宣言》和《特殊需要教育行动纲领》引用了"特殊需要教育"概念并提出了"全纳教育"的思想。会议文件指出，特殊需要儿童即一切身体的、智力的、社会的、情感的、语言的或其他的任何方面有特殊教育需要的儿童和青年，包括残疾儿童和天才儿童、流浪儿童和童工、偏远地区和游牧人口的儿童、语言或种族或文化方面属少数民族的儿童，以及处于其他不利处境或边际区域或群体的儿童。自此，"特殊教育需要儿童"的说法逐步取代了"特殊儿童"。在本书中，我们将"特殊教育需要儿童"简称为"特殊儿童"。特殊儿童音乐治疗的对象主要是指特殊教育需要儿童中的身心障碍儿童。在一般情况下，儿童是指年龄在 0 ～ 18 岁的未成年人，但是从特殊儿童的黄金干预期来说，以学龄前（0 ～ 6 岁）时期的干预效果为最佳。

二、特殊儿童音乐治疗

特殊儿童音乐治疗是音乐治疗中的一个领域，是指音乐治疗师以特殊教育需要儿童为主要治疗对象（来访者），针对每一名儿童的个体需求来设定治疗目标，制定治疗方案，以疗育结合的理念，综合而丰富多样的互动式（主动式）音乐治疗方法技术，改善儿童的生理、心理及社会行为等方面的问题，帮助儿童获得自我认同，促进其社会适应，使其获得更有质量的生活状态。在以上定义中，"个体需求"和"互动式"是两个重要的关键词。

个体需求是指每一名特殊儿童都是独立的个体，拥有其自身的性格、习惯、成长节奏以及其先天或后天引起的疾病与症状表现。因此，音乐治疗师需要详细了解儿童的个体情况和疗育需求，有针对性地制定治疗目标和方案对其进行干预。

互动式（主动式）音乐治疗方法是与接受式（被动式）音乐治疗方法相反的概念。互动式音乐治疗方法是指音乐治疗师引导和帮助儿童主动参与到音乐治疗活动中，与治疗师或其他小组成员一同进行音乐体验和音乐创造。由于儿童的年龄特点表现为注意力集中时间短，活泼好动，喜欢新鲜事物，因此丰富有趣的互动式音乐体验比安静的接受式音乐体验更易于被儿童所接纳和喜爱。互动式音乐治疗能帮助儿童持续保持集中注意力并在此过程中发展其认知、言语、运动、社交等多方面能力，促进儿童多方面的成长与发展。

第二节　音乐治疗干预特殊儿童障碍的临床应用案例

一、特殊儿童音乐治疗的目标

（一）智力障碍儿童的音乐治疗目标
①提高注意力。
②提高感知能力和认知能力。
③提高运动能力。
④调节情绪，改善行为问题。
⑤提高社交能力和社会适应能力。
⑥提高学习能力。

⑦提高生活自理能力。

⑧丰富闲暇生活，融入社会，提升生活质量。

⑨指导家长学习音乐亲子治疗方法，把治疗延伸到日常。

⑩帮助家长减压放松，调节情绪。

（二）听力障碍儿童的音乐治疗目标

①培养良好的听觉习惯，提高对声音的听辨能力，包括辨别声音有无、声源方位、声音的特性（大小、高低、长短等）、不同的音色等。

②学会控制气息、改善发音，激发儿童发声的主动性，提高语言能力。

③调节情绪，消除训练疲劳，增强自信。

④提升专注力、认知能力，激发想象力和创造力。

⑤提高运动能力和肢体协调能力。

⑥培养社交能力，减少不适当行为。

⑦丰富闲暇生活，融入社会，提升生活质量。

⑧指导家长学习音乐亲子治疗方法，把治疗延伸到日常。

⑨帮助家长减压放松，调节情绪。

（三）自闭症儿童的音乐治疗目标

①提高语言和非语言沟通能力。

②发展社交能力，扩大社交范围。

③提高语言表达和理解能力。

④减少仪式化、刻板等不适当行为。

⑤提高注意力和专注度。

⑥学会放松、调节情绪。

⑦丰富闲暇生活，融入社会，提升生活质量。

⑧指导家长学习音乐亲子治疗方法，把治疗延伸到日常。

⑨帮助家长减压放松，调节情绪。

通过以上特殊儿童的音乐治疗目标可以看出，每一类儿童都有其个性化的治疗需求，如听障儿童的需求是改善听力及言语能力，自闭症儿童的需求是改善刻板行为和社交困难，肢体障碍儿童的需求是改善运动能力和步态。另外，所有类型的特殊儿童也都有共性的需求，如提高注意力、认知能力、调节情绪、增强自信以及对于家长的指导和心理干预等。这些共性需求是在所有特殊儿童的成长过程中显现出来的教育性需求。主要治疗需求与共性需求的共存也恰好印证了特殊儿童音乐治疗目标应做到"疗育兼顾"。

二、特殊儿童障碍音乐治疗的案例分析

（一）脑瘫儿童音乐治疗案例

1. 治疗前期准备

（1）资料搜集

依依（化名），9岁，女孩，唐氏综合征，中度智障。妈妈形容依依平时胆子小，经常对一个或几个问题反复地问，平时比较喜欢劳动，喜欢唱歌、跳舞。妈妈希望能提高依依对学习的兴趣，集中注意力的时间有所增加。妈妈对音乐治疗并不了解，希望对孩子的智商提高有所帮助。

（2）初评估

①动作能力评估结果。

从动作能力评估结果来看，依依的上下肢都没有生理上的缺陷，但是精细动作和粗大动作完成得都不是很好。肢体协调感较差，没有方向感，肢体律动感一般，对简单的节奏有反应。

②交流能力评估结果。

依依与我们的主动语言交流非常少，和妈妈有简单的交流，多为反复提问相同的问题。在治疗中，依依很少会有语言交流，即使问她，她也不回答，除了高兴的时候能唱歌，与治疗师和别的小组成员之间的对话几乎没有。

③社会性行为评估结果。

依依在小组中能一直安静地坐在位置上，没有教师的要求绝对不会主动离开座位。在与别的小朋友交往时没有主动意识，但是不拒绝别的小朋友和治疗师与她握手，对自己与他人的名字都有反应。在治疗中，她能完整地参与活动，但很少主动表现自己，在大部分情况下都愿意跟随他人，不愿意表现自我。依依在小组中没有表现出焦虑不安或害怕情绪，无明显的情绪障碍。

④认知能力评估结果。

从音乐治疗评估结果看，依依的基本概念认知、视觉能力、听辨能力、记忆能力都有偏差，总体认知发展差。这和依依的智力发展迟滞有很大关系。

⑤音乐能力评估结果。

依依很喜欢音乐，听到好听的音乐会手舞足蹈，能跟着律动做动作、打拍子。但依依对于细微的节奏型变化并不敏锐，对节奏模仿只能做两拍以内，比较固执单一节奏型，不管节奏型如何变化，依依总是反复敲同一个节奏型。依依也喜欢唱歌，但与她的心情有很大关系，当她愿意唱的时候，依依会很大声地演唱，声音洪亮，能唱准简单的音。

总结：我们对依依的总体障碍印象主要集中在认知障碍、动作障碍、语言障碍三个方面。

建议治疗项目：动作训练，语言训练，社会性行为中的自信训练和交往礼仪训练，自我表达训练，注意力集中训练，基本概念认知训练。

治疗师印象：依依在小组中虽然能参与活动，但是注意力也是经常会分散，在活动中缺乏想象力和创造力，思维并不活跃。

总体来看，依依基本上能听指令，也没有情绪障碍，并且积极参与活动，但是在反应方面稍微欠缺，可以多训练其节奏感和即兴方面的能力，加强其想象力和创造力以及注意力集中能力的训练。依依的肢体协调能力还需要加强，可通过律动训练增强其协调能力。依依的语言交流较为呆板，在治疗中可以通过歌唱来多引导其交流性语言发展。

2. 治疗计划制订

（1）长期目标

①提高语言表达的能力。

②提高运动技巧、肢体协调能力。

③提高想象力和创造力。

④提高认知能力。

⑤提高社会性行为能力。

⑥提高音乐能力。

（2）短期目标

①在第十次治疗之前，治疗师唱问"名字"时，依依有应答。

②在第十次治疗之前，依依能分清左右方向。

③在第十次治疗之前，依依能在一次治疗中有一次以上的想象力表现。

④在第十次治疗之前，依依能对自己的身体部位有基本认识。

⑤在第十次治疗之前，依依能在一次治疗中单独表演一次。

⑥在第十次治疗之前，依依能在40分钟治疗中，集中注意力时间达到20分钟。

⑦在第十次治疗之前，依依在一次治疗中，能模仿节奏型，并能区分四分音符与八分音符。

（3）治疗活动

①《名字歌》《你好歌》。演唱《你好歌》的同时，与其他人握手，演唱《名字歌》时，与他人一问一答。

②节奏模仿和即兴。

③《分清左右歌》，边唱边跟随治疗师向左向右做不同的动作。

④《头和肩膀膝盖脚》，边唱边指认身体的不同部位。

⑤《我喜欢》，想象自己喜欢的事物，并创造自己喜欢的动作。

⑥听鼓声走和停。

⑦《再见歌》，演唱歌曲，并与别人告别。

3. 治疗干预实施

在治疗中，依依的能力要弱于其他孩子，尤其体现在节奏模仿和创造能力上。尽管可能听辨不出节奏的变化，或者没有什么创新，依依却很积极地参加每个活动。依依很喜欢音乐，在音乐中的依依总是快乐的。

以下是治疗师对依依在十次治疗中，根据治疗中应用的不同活动类型来描述依依的治疗过程。

（1）节奏模仿和即兴

在一项即兴演奏活动中，治疗师要求依依演奏自己的节奏型，活动的目的是开发其想象力和创造力。

治疗师（鼓）：××××

学生（鼓）：×××××××（或其他）

在这个活动中，治疗师始终重复相同的节奏型，而学生可以自由即兴四拍。开始时，在治疗师和依依的节奏游戏中，依依很少有创造性。如果治疗师演奏得很简单，依依模仿治疗师，如果治疗师的节奏型稍显复杂，依依就会敲出一个自己的节奏型，如"××××××"，这是依依最喜欢的节奏型，她基本上不尝试变化，如果治疗师要求她演奏一个不一样的节奏型，她会很纳闷地看着治疗师，可能她觉得已经是不一样的节奏了。

在另一个节奏模仿的活动中，治疗师敲出一个节奏型，让孩子们跟着治疗师敲奏一模一样的节奏型，一般为四拍。

治疗师（鼓）：××××××××××

学生（鼓）：××××××××××

在节奏模仿中，依依经常只能敲奏一两个变化的节奏型，即使治疗师再变化，要求她模仿治疗师的节奏型，她都固守着自己的一两个节奏型里，似乎感觉不到治疗师所演奏节奏型的变化。这个活动持续了十次左右，依依都没有太多的进展。中间只出现了一次，依依的节奏模仿正确率达到60%左右，在那一次治疗中，依依的情绪非常好，积极活跃，正确率明显高于以往的表现。但是在之后的几次治疗中，依依又没有太多的进展。

（2）肢体律动

依依大部分时间都喜欢静坐，但在有趣的律动活动中，依依也能跟随。虽然她做得不够好，如节奏点不准确等，但是很积极地参与。依依在肢体律动中最明显的进步是对身体的控制。在一个听鼓声走和停的活动中，依依开始时对听鼓声走与停不太理解，不能分辨走和停的关系，无论鼓声停止还是演奏，依依都不停地在行走，走的时候律动与鼓声并不一致，或快或慢。后来经过六次至七次的治疗，她已经有了很正确的反应，对敲鼓的律动和音乐中突然停顿的方式都很明确了，依依在反应能力方面的进步是较为明显的。

依依也很喜欢《分清左右歌》和《头和肩膀膝盖脚》的活动。在治疗师的带领下，依依都能跟着做动作，但一旦让依依自己来表现，依依就不敢做动作。每次做《分清左右歌》活动之前，治疗师都会带孩子们先做左边和右边的反应游戏，依依在开始时经常出错，到后期逐渐地能分清楚左边和右边。《头和肩膀膝盖脚》的活动也是如此，依依也能指认自己身体的一些基本部位，如头、肩膀、脚、眼、鼻，每次治疗师都会变换一些方式带领依依做游戏，依依很喜欢，并在做活动的时候大声演唱。

（3）动作、语言即兴

在这项训练中，我们和孩子们做了多次的《我喜欢》的活动，加上节奏声势，孩子们有节奏地将自己喜欢的东西大声表达出来。依依在小组中很少会主动发言，所以当我们问她喜欢什么时，依依很少表达。一问到她，她就低头不语，但她很关注别的小朋友说什么，一旦别人开始说，依依会马上抬起头，并积极地做声势节奏。当每个小朋友都说完，轮到依依时，大家都会看着依依，依依开始的时候不说，我们就轻轻提示依依，或者继续下一个小朋友。大概三次治疗后，有一次依依忽然开始说了"我喜欢吃饭"，治疗师非常高兴，大家一起重复依依的话，依依很开心地笑了。在之后的治疗中，依依说了更多的喜欢的东西，喜欢的水果、蔬菜、动物等。有一次依依想了半天，忽然说："我喜欢老师。"看着孩子单纯的眼神，治疗师也顿觉欣慰极了。

（4）歌曲演唱

在治疗中，每次都会以歌曲演唱作为治疗开始。从演唱《你好歌》《名字歌》，中间穿插活动需要的歌曲，到最后再见时，与孩子们演唱《再见歌》。这些歌曲变换得不多，基本都是重复使用，但会根据孩子们的年龄进行一些调整。孩子们也很明确地知道，演唱《你好歌》意味着开始上课，《再见歌》代表下课了。每次给依依唱《你好歌》与《名字歌》时，依依都很沉默，拒绝开口，只是听治疗师和别的小朋友演唱。依依偶尔会在唱到她的名字时，轻声地回答"哎"，或轻轻点头。治疗师一开始的时候以为依依不爱开口演唱，但在后来的治疗中发现，依依的状态是慢热型，依依的情绪在治疗过程中逐渐开始向外释放，一旦激发出来，依依会很积极地演唱。每次治疗结束时，演唱《再见歌》，依依的嗓音在小朋友中间显得洪亮无比。发现依依这个特点后，治疗师在治疗中开始时并不着急让依依演唱，通过其他活动让依依逐渐进入状态后，对依依逐渐增加演唱的要求，包括语言应答。依依也逐渐地配合治疗师的指令，开始演唱歌曲，通过歌曲演唱逐渐有了交流意识。

4. 治疗效果评价

依依很安静，在小组中不太敢于表现自己，在治疗过程中，治疗师对她加强了自信心的训练。十次治疗后，依依在治疗环境中的表现力大大增强，她有时候会突然特别大声地开始歌唱，变得很兴奋，在演奏乐器时，她会忽然拿起槌子来敲奏治疗师的鼓，脸上开始出现坏坏的表情。

5. 治疗结束／总结

依依患有唐氏综合征，智商也较低，所以各方面功能的提高也较为困难。她基本坚持每周来治疗，依依的进步虽然较别的小朋友缓慢，但是却悄悄地在发生一点点的变化。在治疗中，因为依依的性格很温和，别的小朋友都很喜欢依依，依依在这里也享受着集体的温暖和快乐。

（二）听障儿童音乐治疗案例

1. 治疗前期准备

（1）资料搜集

淘淘（化名），男孩，一岁半，双耳耳聋，2015 年被确诊为感音神经性耳聋，2016 年植入人工耳蜗并开始接受康复训练。淘淘性格开朗，爱听故事和音乐。家长希望通过音乐治疗增强孩子对声音的了解，让孩子多与小朋友们互动，参与音乐游戏，帮助孩子实现听力康复。

此案例是听障儿童亲子小组音乐治疗中的个案。亲子小组的对象是 3 岁以下的小龄听障儿童及其家长，此年龄阶段的幼儿尚无法独立参加音乐治疗，需由家长陪同参加。家长参与的好处是可以帮助幼儿更快适应新环境，减少幼儿参与活动的困难。家长作为治疗师的辅助者，可以保护儿童、维护秩序，促进治疗顺利进行，同时从治疗中学习音乐治疗的理念与方法，把音乐治疗延伸到日常生活中。

（2）初评估

2016年3月3日，淘淘参加了第一次音乐治疗评估活动。其参与项目包括语言能力、运动能力、行为能力、情绪与情感、人际沟通能力、认知能力以及音乐能力等评估。以下为评估结果。

语言能力：有主动发声的意识，愿意与人沟通，由于年龄小且刚植入人工耳蜗不久，语言方面尚属于咿呀学语期（简单发音阶段），多用肢体语言表达需求和回应。

运动能力：走路不稳，摇摇晃晃。

行为能力：活泼好动，在治疗活动中多次在房间里走动，摆弄房间里的物品，无法安坐在自己的位置上参与活动，经常需要由家长抱回座位。

情绪与情感：性格活泼开朗，对人友好，情绪稳定。

人际沟通能力：对新环境较适应，未见抵触和攻击行为，与治疗师有对视，有些害羞，在沟通时无法用语言表达，多用肢体动作进行沟通。

认知能力：对治疗师和乐器表现出了兴趣，但注意力集中时间短，由于年龄小，对治疗师的一些指令与活动内容不够理解。

音乐能力：节奏敲击自由、无固定模式，不受音乐动力的影响，敲击力度小，对节奏模仿、节奏记忆、旋律识别、辨别乐器音色、音程与强弱方面尚无法理解，因此无法完成测试。

综合评价：淘淘的积极资源是性格开朗，好奇心强，不排斥他人，无攻击行为，肢体行为无异常。

由于年龄小，尚处于康复的黄金期，淘淘需改善的领域主要在以下方面。①听辨能力：尚未形成良好的听觉习惯，需要培养聆听声音的兴趣。②言语能力：正处于咿呀学语期，有待开发更多的言语表达。③注意力：注意力持续时间短，需培养专注力。④行为多动：需要培养安坐能力，以更积极地参与活动。

2. 治疗计划制订

（1）制定音乐治疗目标

通过初步评估，治疗师确认了淘淘的积极资源及需要改善的领域，决定以亲子小组的治疗形式，每周两次，每次四十五分钟的频率进行音乐治疗。以下为治疗目标及具体计划。

长期目标：

①培养对声音和音乐的聆听兴趣，建立良好的听觉习惯；

②促进言语模仿能力发展，激发发声的积极性；

③提高注意力和活动参与度；

④培养安坐、等待的能力；

⑤提高社交能力，增加与治疗师和其他小朋友之间的互动；

⑥帮助家长了解音乐治疗理念，使家长掌握简单的活动方法。

短期目标（第一阶段）：

①在《你好歌》活动中主动与治疗师握手至少一次；

②在《再见歌》活动中主动挥手与治疗师再见至少一次；

③在《敲鼓歌》活动中主动敲治疗师伸过来的鼓至少一次；

④能安坐完成任意活动至少一次；

⑤在《各种各样的"啊"》活动中，当治疗师把话筒放到淘淘面前时，淘淘至少一次发出"啊"的声音；

⑥在《走走停停》活动中，能聆听音乐的起止完成走步和停止的动作至少一次。

（2）第一次音乐治疗

活动1：《你好歌》。

治疗师用电钢琴弹唱《你好歌》，与儿童和家长问好。

活动2：《敲鼓歌》。

治疗师一边唱《敲鼓歌》一边伸出鼓，邀请儿童拿鼓槌敲击。

活动3：《走走停停》。

治疗师弹钢琴，儿童根据钢琴的起止和快慢进行走、停、跑等动作。

活动4：《各种各样的"啊"》。

治疗师手拿话筒，请儿童发出各种"啊"的声音（大声的"啊"、小声的"啊"、长长的"啊"、短短的"啊"等）。

活动5：《再见歌》。

治疗师弹唱《再见歌》挥手与儿童和家长说再见。

3. 治疗干预实施

本音乐治疗活动共持续八个月，每周两次，每次四十五分钟，地点为康复中心音乐治疗室。

淘淘第一次参加音乐治疗，由爸爸抱着进入教室，坐在了垫子上，淘淘与其他小朋友和家长一起注视着音乐治疗师，等待音乐治疗活动开始。

（1）音乐治疗活动

治疗主要由五个独立的活动构成。

活动1:《你好歌》。

淘淘坐在垫子上一边把自己右手的大拇指放在嘴里吮吸着,一边注视着治疗师。治疗师依次与每一名小朋友问好、握手,轮到淘淘的时候,面对治疗师的握手邀请,淘淘没有伸出手回应,但依旧注视着治疗师。

活动2:《敲鼓歌》。

淘淘的爸爸接过鼓槌对淘淘说:"别吃手啦,拿这个(鼓槌)。"随之把鼓槌给了淘淘。淘淘松开一直放在嘴里吮吸的右手,抓起了鼓槌。爸爸握住淘淘的右手,教淘淘用鼓槌的槌头敲左手的手心,淘淘也模仿爸爸自己用胶皮鼓槌头敲自己左手的手心。治疗师在前面做敲鼓的示范,淘淘模仿着治疗师的动作,用鼓槌敲地上的垫子,有时淘淘还用嘴咬一下鼓槌。

当治疗师把鼓伸到淘淘面前时,淘淘主动敲了三下,力度很轻。当治疗师配合淘淘的动作唱"咚咚咚"的时候,淘淘抬起头看向治疗师的脸。在治疗师对淘淘说"很好"的时候,淘淘露出了笑容,继续注视着与旁边的小朋友互动的治疗师,并且一直坐在自己的位置上摆弄鼓槌。

治疗师邀请一名家长带小朋友扮演治疗师的角色。小朋友拿着鼓走到淘淘面前邀请淘淘敲鼓。淘淘笑着伸出鼓槌,连续敲了十四下。在拿鼓的小朋友与其他小朋友互动时,淘淘的爸爸与淘淘互动,用鼓槌敲淘淘的脚心、手心,吸引淘淘的注意。当敲鼓活动结束时治疗师收回了鼓槌,淘淘立即重新把自己的右手手指放到嘴里吸吮。

活动3:《各种各样的"啊"》。

治疗师把话筒伸到淘淘的嘴前,邀请淘淘大声发出"啊"的声音。淘淘看着治疗师,没有发出声音。淘淘的爸爸把淘淘的小手放到爸爸的喉咙上,发出"啊"的声音,让淘淘感受声带的震动。治疗师又邀请淘淘爸爸发出"啊"的声音做示范,之后再次邀请淘淘发声,这次淘淘发出了"啊"的声音,只是音量有些小。大家都给淘淘鼓掌,淘淘露出了笑容。接着,治疗师请小朋友扮演治疗师的角色,当小朋友把话筒伸到淘淘面前时,淘淘主动发出了"啊"的声音,然后笑着给自己鼓掌。

活动4:《走走停停》。

淘淘爸爸牵着淘淘的两只手,随着音乐的起止走动、停住,淘淘走了两步就蹲下不想走了,淘淘爸爸把淘淘扶起来继续走,走了两步淘淘又蹲下了,之后就不愿意起来了。淘淘爸爸想拉着淘淘继续走,淘淘忽然哭闹起来。淘淘的爸爸把淘淘抱起来对大家说:"淘淘可能昨天没睡好。"淘淘的爸爸抱着淘淘安抚了一会儿,淘淘逐渐停止了哭声。

活动 5：《再见歌》。

淘淘爸爸一只手抱着淘淘，另一只手握住淘淘的手挥动起来，一起唱《再见歌》，淘淘情绪稳定地看着治疗师。治疗师唱完后，淘淘发出"啊"的声音。在离开治疗室时，淘淘情绪平稳，由爸爸抱着离开了治疗室。

淘淘第一次参加音乐治疗总体来说参与度较高，在《敲鼓歌》和《各种各样的"啊"》活动中积极参与互动，表现出了对活动的兴趣。当淘淘注意力不集中时，淘淘爸爸能与淘淘互动，帮助淘淘安坐在位置上，因此淘淘没有出现到处走动的行为。虽然在《走走停停》活动时淘淘由于困倦出现了哭闹，但经过爸爸的安抚，在唱《再见歌》时，淘淘又恢复了稳定的情绪。

目标完成情况：在六个短期目标中完成了三个目标。淘淘在《你好歌》《敲鼓歌》《各种各样的"啊"》活动中均能保持安坐，在《敲鼓歌》活动中多次敲鼓，表现出对敲鼓活动的兴趣，在《各种各样的"啊"》活动中两次发出了"啊"的声音，第二次更为主动，声音更大。

思考及感悟：在本次治疗中，淘淘对感兴趣的活动表现出了持续的注意力和参与主动性。淘淘爸爸与淘淘之间的亲子互动展现出爸爸对于淘淘的关注，爸爸不仅对淘淘的表达进行及时回应，对治疗师的活动也提供了有力的支持，这对淘淘的康复非常有益。淘淘由于前一天晚上睡眠不好，导致其在参加活动时出现困倦和哭闹的情况，影响了其参加活动的质量。在下次活动前治疗师应注意向家长了解孩子当时的身体状态，以对活动内容及时间进行相应调整。

（2）各阶段音乐治疗过程

①第一阶段（1～10次治疗）。

第一阶段是治疗师与淘淘建立信任关系的阶段。淘淘经过第一阶段的活动适应了新环境，与治疗师的互动逐渐增多，在第四次治疗之后，淘淘开始在《你好歌》活动时主动伸手与治疗师握手。淘淘对于丰富多样的音乐活动表现出了浓厚的兴趣和参与的积极性。

②第二阶段（11～20次治疗）。

此阶段淘淘主动发声增多，聆听兴趣和聆听习惯逐渐建立。

在《你好歌》中，淘淘笑着注视着治疗师，跟随歌曲摇动水果沙锤，当治疗师拿着尤克里里到淘淘面前的时候，淘淘主动伸手拨动尤克里里的琴弦，发出"嗯嗯"的声音。淘淘对声音的敏感度增强，当别的小朋友弹钢琴的时候，淘淘也走上前听小朋友弹琴。淘淘在乐器听辨活动中能听辨出手鼓的声音，在《走走停停》活动中能根据音乐的起止做出走和停的动作反应。

③第三阶段（21～30次治疗）。

此阶段淘淘的理解能力和模仿能力不断提高，在听指令以及社交方面有了更多的进步。在《小小指挥家与乐器演奏》等活动中，淘淘能担任指挥的角色，与其他小朋友一起互动、一起合作，能按顺序等待。淘淘在与治疗师弹琴时能主动敲击不同音区的琴键，模仿治疗师弹琴的方式，敲击变得更有力。

④第四阶段（31～40次治疗）

此阶段淘淘的进步主要体现在言语和肢体协调能力上。淘淘从说单字发展到说两个字，在《手偶合唱团》活动中，能指着手偶说"大象""长（颈）鹿""老鼠"等动物名称。在《踢踏鼓》活动中，淘淘能稳稳坐在箱鼓上模仿治疗师的动作，用两脚的脚跟敲击鼓面，节奏均匀。在《音乐桥》活动中，淘淘能拉着妈妈的手主动走上音乐垫一直走到尽头，走路步态更加协调稳健。

4. 治疗效果评价

（1）评价结果

第四阶段的音乐治疗完成后，治疗师对淘淘进行了阶段性评价。

语言能力：主动语言较多，能说两个字的词，发音尚不清晰。

运动能力：步态稳定，肢体协调能力良好。

行为能力：能全程参加活动，对感兴趣的活动能保持专注并安坐在自己的位置上等待。

情绪与情感：性格开朗、友好，情绪稳定。

人际沟通能力：适应小组活动，与治疗师和其他小朋友互动良好。

认知能力：对喜欢的活动能保持集中注意力，理解治疗师的指令和大多数活动内容。

音乐能力：节奏敲击自由无固定模式，不受音乐影响，敲击充满力量，可模仿简单节奏，能辨别手鼓的音色，聆听音乐时发出"啊""嗯"的声音并摇晃身体。

（2）改善与提高

经过四个阶段的音乐治疗，淘淘在以下方面有明显改善。

主动语言增多，词汇量增加，由原来只说单字发展到能说两个字；对声音和音乐的敏感度有所提高，能听辨出部分乐器的音色，能听出声音的高低、长短等特质；能模仿敲击简单的节奏；肢体协调能力和大运动能力提高，走路不再摇摇晃晃，步态稳健、步速更快；与治疗师及其他小朋友之间的互动频率增加，能与他人合作、听从指令、按顺序等待，表演时不再害羞，更加自信；专注力增强，能完整参加大部分治疗活动；理解力增强，能听懂大部分指令，理解活动要求。

5. 治疗结束 / 总结

通过四个阶段的音乐治疗干预，淘淘在语言、听觉、行为、运动、社交等多方面获得改善。在今后的治疗中，治疗师将继续根据淘淘的康复需求设定新阶段的目标，也考虑给淘淘安排个体治疗，将小组治疗与个体治疗相结合，帮助淘淘获得更大的进步。

（三）自闭症儿童音乐治疗案例

目前，自闭症被认为是复杂的神经生物学残疾，是一种在社会交往和沟通上存在障碍和重复刻板行为的顽症，是以兴趣和活动局限为特点的广泛性发育障碍。研究表明，自闭症儿童和正常人根据其不同的社会行为表现，在出生后的第一年是可以区分出来的。如叫他（她）的名字的反应，共同关注的行为，与交流对象之间进行目光接触等，从这些行为是否异常就可以大致区分出正常儿童与自闭症儿童。新的研究表明，四个月大的孩子如果出现运动行为方面的异常，那么之后被诊断为自闭症的可能性就会增加。具体而言，如在坐、爬、走等精确的运动上，自闭症儿童基本的知觉和运动系统中某种形式的运动异常可能是帮助发现早期自闭症的行为指标。这些诊断标准从最初的个案研究到现在发展了几十年，随着科学的发展，人们对自闭症的认识还会进一步深化。

语言障碍是自闭症儿童三大核心障碍之一。发展自闭症儿童的语言技能是提高自闭症儿童社会交往能力、增强学前自闭症儿童社会融合能力的关键因素，也是自闭症儿童干预领域的核心内容。在特殊教育领域，越来越多的教育机构和康复人员正在采取各种办法训练自闭症儿童的语言能力，尤其是口语技能。音乐治疗作为"全脑工作"，"无创伤"的教育干预手段，取得了较好的效果。在国外，这方面的探索和研究比较多，取得的成果也较大。然而，由于语言的特殊性，不同国家、民族、种族的语言差异较大，适合英语语言的干预方法不一定适用于汉语语言。在我国，这个领域的研究几乎是空白。因此，探索适用于汉语语言的综合音乐治疗干预学前自闭症儿童口语词汇研究具有积极的探索和实践意义。

自闭症的发展会在许多领域出现延迟现象，如沟通技能和社会互动技能的发展。合适的治疗方法可以帮助自闭症儿童发展生活技能甚至使其行为更加独立。自闭症儿童似乎存在于一个私人世界里，他们无法与他人成功交流和互动，在发展语言技能和理解能力上都可能会遇到困难。此外，他们还可能有非语言沟通的困难，如在手势、眼神接触、面部表情等方面。

不是每个自闭症儿童都会有语言问题，而且儿童的沟通能力也会有所不同，这取决于他（她）的智力和社会交往的发展水平。有些患有自闭症的儿童能说话，但是却无法拥有丰富的词汇。大多数患有自闭症的儿童词语的发音很少或根本没有，难以有效地使用语言。尤其是当他们与他人交谈时，在理解单词和句子的节奏和含义等方面存在很多问题。我们知道，词汇包括视觉词汇和听觉词汇，也就是指书面语和口语，这两类词汇在加工过程中存在时间上的差异。视觉词汇识别具有即时识别的特点，看一次一个完整的意思就能呈现。语音感知是一个相反的过程，在听完一个口语词汇后，听众会随着时间的推移逐渐感觉到随后部分词语。其共同点都是从感性的词法形式来解读这个词的语义和句法信息的。视觉词汇识别主要是在字（母）与字（母）之间进行视觉处理。听觉词汇常常被认为在一个音素（语音的基本单位）之间进行声音输入和词汇理解。

语言障碍是有可能被父母较早注意到的征兆。自闭症儿童语言突出的特点是，到了一定年龄还迟迟不会讲话，有的甚至根本没有语言，尤其是存在诸多词汇异常的现象，主要有以下四点：一是刻板、重复和模仿语言，问自闭症儿童"你要不要"，他的回答可能也是"你要不要"；二是人称代词颠倒使用，表现为不能根据情况对代词进行变化，问自闭症儿童"你要花吗"，他的回答可能是"你要花"；三是语言理解困难，表现为能模仿或重复别人的话，但根本不能领会别人讲话的意思；四是语言单调、平淡，很少有抑扬顿挫，也没有表情的配合。

1. 治疗前期准备

（1）被试甲资料

男，5岁。经北京大学第六医院诊断为自闭症，智商较低。无家族病史，身体状况良好，兴趣爱好音乐。母亲在分娩时有羊水少等异常情况，妊娠反应强烈，工作压力大。新生儿不足36周（9个月），母亲剖宫产分娩，第一胎，有一个弟弟。

1岁会发音，5岁开始说话，2岁前能说"阿姨"等很少的词汇，6个月会坐，没有爬行动作，15个月会走，2岁前认母。在孩子2岁时家长发现其智力存在问题。孩子由保姆、老人带大，没有上普通幼儿园，家人希望孩子生活能够自理，能与家人交流，对孩子的主要教育方法采用ABA感统训练。孩子特点有偏食、语言障碍、动作协调、有点斜视、喜欢转圆形小玩具、咬衣服、情绪稳定。家长为孩子购置儿童常用玩具。孩子一直和老人住在一起，较溺爱。家庭人际关系良好，家庭中父母感情基础很好，父母对子女疼爱有加，家庭其他成员对孩子也是持关心帮助的态度。家长认为当前孩子最需要解决的问题是，先发展其语言能力，再逐步过渡到主动交流，希望训练能根据孩子的特点，激发其学习兴趣。家长希望学校、教师能多鼓励孩子，给孩子安排适合的课程。

（2）被试乙资料

女，3岁半左右。自闭症程度严重，完全不看人，逗她或者与她交流时完全不理人，对环境敏感，只吃米饭不吃菜，所有有颜色的东西都不吃，只能说一两个字，声音封闭比较重，音量极小听不清，语速慢，发音模糊，声母发不出来，舌头不灵活，总是发出"奥""奥"含混不清的音。喜欢认字和看书，认知能力和逻辑思维很强，反应能力和智力很好，有时甚至超过同龄孩子，特别热衷于网络游戏。不善于与人交往，不会主动发起会话，刚入园时就像个"木头人"，现在有时会逗人玩，不会控制情绪，多动，不会和小朋友交往，当自己有交往意愿却找不到适当方式、发起不了一段对话时，就自己和自己生气。表现出胆小敏感的特点，在与人交往时目光斜视，比较退缩。家长给她做脱敏，很多东西不让她吃。

（3）被试丙资料

男，4岁，典型自闭症，出生时不足36周，低于2500克，母亲分娩时剖宫产，第一胎，无兄弟姐妹。1岁5个月会走，2岁10个月开始说话。家长在孩子1岁7个月时发现孩子有智力问题。对水过敏，不喜欢喝水，每次喝水或小便时就哼哼唧唧。适应能力不强，哭闹，手抖，遇人回避，情绪状况不佳，有时甚至有严重的情绪问题，对外界事物没感觉也没什么兴趣，更多的时候像一个无心的观察者。喜欢旋转的东西，愿意与大人交流，偶尔能互动。观察孩子特点，发现其有点偏食，语言障碍，动作协调，行为异常，情绪不稳定。对教师有简单回应，多数时候在集体中处于游离状态，少有目光交流，很少融入集体。不停地吃东西、咬袖口，没有很好的饥饱感，吃很多还感觉不饱，直到撑得难受，肚子开始疼为止。有语言，但是主动语言不好，可以简单表达自己，但表达内容不完整，语言刻板。生活自理能力弱，遇到陌生人容易哭闹不止，能听懂正反话。喜欢图片，看见感兴趣的图片可以专注地看一会儿。

妈妈说他在家吃完晚饭时偶尔会玩一会儿卡片，不反感音乐，听到音乐时能表现出安静的状态，不烦躁。家长为孩子购置了儿童学习机、拼插卡片、串珠等玩具、教具。家庭人际关系和谐，父母感情基础良好，亲子关系密切。家庭其他成员对孩子的态度是关心帮助的。对孩子的主要教育方法一直采用机构康复和家庭亲子游戏相结合的方式。家长希望孩子能够生活自理，将来自己能安排自己的生活。

2. 治疗计划制订

教师准备好如下材料：钢琴、吉他、铃鼓、沙锤、词汇视觉辅助图片（动物图片、水果蔬菜图片、彩虹视觉辅助板、动物园视觉辅助板），音乐（乐谱和歌词），音频文件与播放设备，视频文件与播放设备。

小朋友们由教师带领进入教室（背景音乐《小乌鸦找妈妈》），进入教室后站成圆圈，音乐治疗的教师站在圆圈中间，每人自己到教师处领一个铃鼓。以下干预学生坐或站根据现场情况决定。

3. 治疗干预实施

（1）干预一：《你好歌》

词汇目标：自我认知类词汇（姓名/年龄/性别/家庭成员）以下是关于"姓名、年龄、性别、家庭成员"的词汇领域，可单独或叠加使用，视学生接受程度而定。

① "姓名"干预环节。

音乐治疗教师简短介绍："小朋友们大家好，今天我们要做个游戏，它是一个问答游戏，我问你答，除了回答问题，我们还会用到你手上的铃鼓。"（请小朋友试试乐器）"什么时候用呢？"（音乐治疗教师开始均匀敲击四分音符节拍并示意小朋友一起敲）"仔细看老师，跟我一起做。"音乐治疗教师敲铃鼓的时候，节拍应与语言相符。

音乐治疗教师："下面我要开始提问了。大家好，我是刘老师。"（指向一个学生）"大家好，请问你是谁？"持续敲鼓，注意保持节奏。

学生回答："我是×××。"

音乐治疗教师（向所有学生强化）："大家一起说，他是×××。"与其他学生重复以上内容，直到每一个学生都问过一遍。

若自闭症学生不做回答，音乐治疗教师问所有学生："大家好，他是谁？"学生回答。然后音乐治疗教师对所指自闭症学生强化"你是×××。"（语言辅助）提示学生一起发音，手放在耳朵旁（形态辅助）。

若学生回答得很顺畅，音乐治疗教师随机指向一个学生，问所有学生："他是谁？"直到所有学生的名字都被点到为止。

② "年龄"干预环节。

音乐治疗教师从圈中走到一个学生旁边，继续敲铃鼓（若学生敲鼓声音太大，音乐治疗教师可以示意小声）："下面我们按顺序介绍自己的年龄，从我开始，小鼓敲起来，今年你几岁？今年我二十。"

音乐治疗教师（指向下一个学生）："今年你几岁？"

学生答："五岁／今年我五岁。"

音乐治疗教师（向所有学生强化）："大家一起说，今年他五岁。"

音乐治疗教师指向下一个学生："今年你几岁？"

每个学生轮到一次后结束。

音乐治疗教师："回答得真好，现在我数三声，看谁能和我一起把铃鼓声停下来，三、二、一！"

如果自闭症儿童无法回答，音乐治疗教师问其他学生："猜猜看，今年他几岁？"

③"性别"干预环节（此项重点向自闭症学生提问）。

音乐治疗教师（走到圈中间）："小朋友们，你们都知道自己几岁，那你们知道自己是男孩儿还是女孩儿吗？下面我就来问问大家。如果我问到的小朋友是男孩儿，所有的男孩儿都敲敲你的铃鼓，说'我是男孩儿'，如果是女孩儿，所有的女孩儿都摇摇你的铃鼓，说'我是女孩儿'。"

音乐治疗教师："从我开始。我是男孩儿还是女孩儿？我是女孩儿。"音乐治疗教师在说"女孩儿"的时候提示所有女孩摇铃鼓。

音乐治疗教师指向自闭症学生："你是男孩儿还是女孩儿？"

"我是男孩儿。"音乐治疗教师提示所有男孩在说"男孩儿"的时候一起敲鼓。

此处若学生只回答不敲鼓（或摇铃鼓），音乐治疗教师可提示其他男（女）生："是男（女）孩儿要怎么办？敲鼓还是摇铃鼓？"然后提示所有男（女）生一起敲鼓（或摇铃鼓），说："我是男孩儿（女孩儿）。"

教师对自闭症学生重点提问，对其他学生随机提问。

④"家庭成员"干预环节。

音乐治疗教师走向圆圈中间："把你的铃鼓收起来，把你的小手伸出来。"音乐治疗教师演示并提示均匀节奏拍手，此时辅助教师收起所有铃鼓，并递给音乐治疗教师两个沙锤。

"下面我们要来说说你的家里都有谁。说到家里的成员的时候，我们就摇一摇沙锤。从我开始。"

音乐治疗教师："我家里有爸爸和妈妈。"

音乐治疗教师将沙锤递给一个学生（随机选取）："你呢？"

如果学生不回答，音乐治疗教师就问："你家里有谁？"

如果自闭症学生不回答，音乐治疗教师就问其他学生："我们猜猜他家都有谁？"

学生回答："我家里有爸爸和妈妈。"

如需要，音乐治疗教师可握住学生的手，提示学生只在回答"爸爸和妈妈"时摇沙锤。

对自闭症学生需注意加强刺激。

音乐治疗教师提示敲铃鼓。

"大家跟我站起来，大家跟我走起来（音乐治疗教师提示走动），大家跟我停下来（音乐治疗教师走到另一排领头孩子旁边），大家跟我走起来，现在我们停下来，请你和我坐下来。"

音乐治疗教师说唱："小手放两边，小鼓放前面。"

（2）干预二：《数动物》

乐器：铃鼓。

"小朋友们，你们最喜欢什么？""你们喜欢小动物吗？""你们都喜欢什么小动物呀？"（拿图片）"这是什么动物？""这是什么动物？有几个？""两只动物加三只动物是几只呀？"

多鼓励"小朋友真棒！""这是一个很好的想法！"

"我们今天要做一个数动物的游戏。"辅助教师拿出视觉辅助工具，贴一只小鸡。

音乐治疗教师："大家知道这是几只小鸡吗？"

音乐治疗教师："这是一只小鸡，所以我每唱一句，中间拍一下铃鼓。"

开始唱《数动物》："一只小鸡唧唧唧。"音乐治疗教师提示拍一下铃鼓，完成四句。

在前几遍唱的时候，音乐治疗教师唱完整，当学生开始掌握词语的时候，音乐治疗教师在唱的过程中将词语空出来让学生唱/答，注意记录第一次空出词语的时间。

第一次干预：数1到5，之后根据学习情况调整，目标是从1数到10，有困难的（5以上的数字）可多重复几次。

"下面请×××小朋友找一只小鸭子贴在动物园里。"重复三至四遍结束。音乐治疗教师唱："一二三四五，小鸡小鸭小猫小狗和老虎，六七八九十，小兔青蛙小象猴子和小鱼，手里的小鼓摇起来，跟我们的小动物说Goodbye。"

"小朋友们你们平时都爱吃什么呀？你们知道吗，多吃蔬菜和水果能让你们长得既健康又聪明，今天呢，我们就来看看水果宝宝和蔬菜宝宝都长得什么样，它们都是什么颜色的。"音乐治疗教师的语气语调应温和平缓。

（3）干预三：《彩色蔬果》

音乐治疗教师拿出视觉辅助工具："这是什么呀？"

通过彩虹图板认识颜色，音乐治疗教师说唱："这是什么颜色？"教师指向红色。学生答："这是红色。"音乐治疗教师重复（加打击乐器）："这是红色。"所有颜色都指认一遍。

"那现在我们来看看我们的水果宝宝和蔬菜宝宝都是什么颜色。"

音乐治疗教师说唱并同时将图片粘在视觉辅助工具彩虹图板上。

"苹果是红色，香蕉是黄色，黄瓜是绿色，甘蓝是紫色。花儿是红色，玉米是黄色，白菜是绿色，茄子是紫色。西红柿是红色，梨子是黄色，青草是绿色，葡萄是紫色。"

音乐治疗教师开始唱"苹果是红色"，提示学生找一个红色的苹果贴到红色的彩虹上，学生做完后音乐治疗教师提示所有学生敲打乐器同时重复"大家一起说，苹果是红色"。重复所有的水果和蔬菜。

音乐治疗教师唱《彩色果蔬》。

"苹果是红色，香蕉是黄色，黄瓜是绿色，甘蓝是紫色。"

"敲起你的旋律棒，跟我一起说"，再将以上内容说唱一遍。

"花儿是红色，玉米是黄色，白菜是绿色，茄子是紫色。"

"敲起你的旋律棒，跟我一起说"再将以上内容说唱一遍。

"西红柿是红色，梨子是黄色，青草是绿色，葡萄是紫色。"

"敲起你的旋律棒，跟我一起说"，再将以上内容说唱一遍。

音乐治疗教师："那现在我们数一数有几个红色的蔬菜宝宝和水果宝宝。"同时指向贴好的水果蔬菜图片。

"一二三四，它们都是什么呀？苹果、花儿、西红柿。"

将视觉辅助工具上其他颜色的水果蔬菜都指认一遍。

"今天我们认识了动物宝宝、蔬菜宝宝、水果宝宝好多好朋友，现在让我们来站起来活动活动，认识一下我们自己吧！"

音乐治疗教师站起来："跟我一起做，摇摇你的头，摆摆你的手，迈开你的双脚跟我走。"

音乐治疗教师加快速度走成圆圈。

（4）干预四：《穿衣歌》

音乐治疗教师说："跟我一起做。"说唱歌词加律动。

音乐治疗教师唱歌（吉他伴奏），辅助教师做动作。

"现在我来问问大家，头上戴什么？"

答："头上戴帽子。"

"手上戴什么？"

答："手上戴手套。"

其他歌词同理。

"哪里戴帽子？"

答："头上戴帽子。"

其他歌词同理。

再唱一遍《穿衣歌》，强化生活用品的词汇记忆。

4. 治疗结束／总结

（1）运动协调能力

3个儿童被试者在整个干预期间，动作协调能力均呈上升趋势，其中被试丙的上升幅度略小。动作协调能力测试包含以下项目，分别是能自然协调地走；能平地直线走2米；能自然协调地跑；能自然协调地跳；躲避明显障碍物，很少摔倒；模仿治疗师的拍手、挥手、握拳等动作；能准确地接、投球；会拉出和放好椅子，轻巧移动；会旋转门把手，安全地开关门；能跟治疗师走路并模仿其一些基本动作（如立定、转圈）；能做广播体操等。

在本项测试中，3个被试者基本上都能自然协调地走，能走直线，也能自然协调地跑，只有被试丙能自然协调地跳，基本能躲避明显障碍物。被试丙在前三次测试中虽然分数没有明显变化，但是在第一次测试时不能拍手，也不能跳，在第三次测试时当教师和他打招呼"拍拍手"时，他有拍手的动作，在第四次和第六次测试中也出现了拍手和跳的动作。3名被试者均在第五次测试中出现不同程度的分数下降，且低于之前测试的分值，研究记录显示，测试的前一天，学校放假三天，学生返校后学习状态不佳，这或许是影响测试分数的原因之一。

（2）认知能力

3个被试者在整个干预期间，认知能力均呈上升趋势，但波动幅度较大。认知能力测试包含以下内容：能按要求静坐并听别人说话5分钟以上；分辨以自己为中心的上下、前后、左右方位；能分辨3种以上颜色；能认识3种以上形状；能说出3种以上气候现象；能说出昼夜特征；能说出3种以上小动物名称及特征；能说出3种以上水果名称；能连续数出10以内的数；能运用想象力主动与人谈论现实情境以外的事情；能认读并基本理解三五句歌谣等。在该项测试中，有2人基本能够完成静坐并听别人讲话5分钟，只有1人能够说出3种以上的小动物名称，没有一个人能连续数出10以内的数。

（3）打击乐器能力

3个被试者在整个干预期间，打击乐器能力均呈上升趋势，在第四次之后趋于稳定。打击乐器能力测试主要包含以下内容：响板、沙锤、摇铃、铃圈、铃鼓、鱼蛙、三角铁、打棒、儿童架子鼓等。3个被试者在前三次测试中均表现出对打击乐器的兴趣，能够很快就上手使用响板、摇铃和沙锤，其中三角铁和架子鼓对自闭症儿童来说有些困难，三角铁的造型需要一手提一手敲，配合起来有些难度，自闭症儿童操作起来不太容易。3个被试者没有对架子鼓表现出兴趣，说明自闭症儿童对易于操作的小乐器更感兴趣。

（4）伴奏乐器能力

被试者在整个干预期间，伴奏乐器能力总分有所上升，但波动幅度较大。伴奏乐器能力测试乐器分别是钟琴、铝板琴、木琴、音条琴。在伴奏乐器这项测试中，3个被试者都表现出很大的热情，其中被试甲一直不配合，第一次没有测试成功。被试乙和被试丙从起初完全不参与，到对木琴"两只老虎"的音乐伴奏表现出浓厚的兴趣，敲击四分音符的节奏带给他们无限享受音乐的乐趣，他们完全融入音乐中。被试丙对音条琴不感兴趣，不太主动参与，即使是熟悉的四分音符节奏，敲击的节奏也是忽长忽短的。

（5）键盘乐器能力

3个被试者在整个干预期间，键盘乐器能力有所上升，键盘乐器能力测试主要包含钢琴和电子琴。其中，被试甲有两次生病请假，有两次不配合音乐治疗教师，无法完成键盘乐器的测试，只采集了两次测试数据。被试乙和被试丙在第一次都表现出了不排斥钢琴和电子琴，当第二次、第三次教师提示可以用手自己弹时，他们均表现出抵触和拒绝，后来音乐治疗教师握着每个小朋友的手弹，他们就不再排斥，也能将精力逐渐投入手指触键上，测试的分数上升显著。当被试乙和被试丙将注意力投入手指触键和倾听乐音时，表现出享受键盘音的状态。被试甲在前四次就一直不靠近钢琴和电子琴，也不配合，根本无法完成测试。但是音乐治疗教师一直没有放弃，当被试甲在教室里来回走动，或者沉浸在自己的小世界里时，音乐治疗教师就自己在钢琴上演奏，完全忽视被试甲的存在，不再对他进行任何关注，结果在第五次干预治疗过程中，被试甲竟然自己走到钢琴旁边，默默地看着教师弹琴，教师把他的手放在钢琴上，他也没有再退缩，到第六次时，被试甲竟然能自己主动用一个手指敲两下键盘。

（6）音乐感受力

3个被试者在整个干预期间，音乐感受力有所上升。音乐感受力测试内容有，会唱简单儿歌，能模仿唱简单儿歌，能做简单儿歌表演，能按简单节奏拍手，能按简单节奏跺脚，能随快板音乐即兴跳舞，能随慢板音乐即兴跳舞。3名被试者均表现出音乐感受力的上升，其中被试甲波动上升的幅度比较大，在按照简单节奏拍手时表现主动，能拍出稳定的四分音符节奏，在第三次和第四次测试时能简单地跺脚，但是，当教师提示同时拍手和跺脚时，就发生了困难。这一现象说明，复杂的音乐表现对自闭症儿童的音乐经验有较大的挑战。

（7）情绪测试

3个被试者在整个干预期间，情绪控制能力都有明显上升，其中被试甲和被试乙的上升幅度较大。情绪测试内容包含以下各项：典型表演反应（哭、笑），目光接触，身体接触，语言交流，对快节奏音乐的反应，对慢节奏音乐的反应，对歌曲的反应，对歌唱表演的反应，对音乐节奏律动的反应等。3个被试者在之前测试时缺少目光接触，也少有语言，对身体接触如拉手、拥抱等表现抗拒。在随后的音乐活动中，3个被试者均表现出享受音乐、融入音乐的状态，对拉手和身体接触感到安全和舒适，随之测试成绩显著上升。在音乐律动过程中，被试乙对快节奏的音乐表现出烦躁、焦虑和不安，对慢节奏的音乐表现出安静、平和，这说明个人对音乐的喜好以及已有的音乐经验对自闭症儿童的音乐取向有一定的影响。

第三节　音乐治疗干预特殊儿童障碍的理论建构

六到十二岁年龄段的虽然已经能够很好地运用语言，但在治疗过程中语言却不能一直作为选择途径。人具有分裂性，被两种力量驱使，一种使他挣脱同家庭的紧密联系，另一种则让他一再地想要回到提供保护或至少熟悉的家庭环境中。根据美国音乐治疗教授汉斯尔的《音乐治疗师》，结合美国音乐治疗协会（AMTA）和注册音乐治疗师资格认证机构（CBMT）的音乐治疗师考核标准，我们构建出针对特殊儿童的音乐治疗的基本程序：治疗前期准备，治疗计划制订、治疗干预实施、治疗效果评价、治疗结束/总结。

一、治疗前期准备

治疗前期准备通常包括转介、资料搜集、初次访谈和初评估。

（一）转介

转介是音乐治疗的第一步。音乐治疗师需要从转介人那里了解转介的原因、被转介人的问题以及对音乐治疗疗效的期待。

音乐治疗转介人可以是治疗对象本人，即治疗对象主动寻求治疗师的帮助，也可以是治疗对象的家属、朋友、教师、社工、医生、护士等。

音乐治疗师需要在自己所在单位／机构宣传音乐治疗知识，使相关人员明白什么类型的患者（或群体）适合转介音乐治疗，并强调适宜转介的原因（如据治疗对象的诊断判断其适合接受音乐治疗，治疗对象对音乐有特殊偏好或在其他治疗方法中的治疗效果不佳等）。

（二）资料搜集

资料搜集的常见途径有以下几个方面。

①阅读档案（特殊学校）、病例（医院）或资料（心理咨询中心）。

②观察来访者在熟悉环境中或其他治疗方法中的表现。

③访谈治疗对象的家属、医生、护士、护工或者转介人。

资料搜集的常见内容有以下几点。

①个人基本信息，如年龄、性别、政治面貌、宗教信仰等。

②兴趣爱好、受教育背景、家庭支持、职业背景等。

③病史、诊断、心理测量结果等。

④是否接受过其他治疗方式的治疗，以及其他治疗方式的治疗效果等。

（三）初次访谈

在初次访谈中，治疗师可与治疗对象建立良好的治疗关系，更深入直接地了解来访者的相关信息，确认在转介及资料搜集过程中所获得信息的真实度，观察来访者在语言状态及非语言状态（音乐环境中）的表现。初次访谈的内容包括以下几点。

①再次完善治疗对象的信息。

②向治疗对象介绍音乐治疗的特点与设置。

③了解治疗对象与音乐的关系（音乐知识、音乐能力与音乐喜好等）。

④现场提供一些音乐体验，观察治疗对象的反应等。

（四）初评估

在初评估中，所选用的评估工具必须具有较高的信度，保证其可靠性，同时要符合治疗对象的实际年龄诊断、各项功能水平以及文化背景，使其具有较高的效度，保证其有效性。

初评估的主要内容包括以下几点。

①生理／运动功能：了解治疗对象的具体生理缺陷以及运动功能障碍，比如，是否能够独立行走，四肢的活动范围是否正常，是否有视听障碍，是否有禁忌证等。

②认知功能：了解治疗对象是否能够服从指令，是否有注意力缺陷，能否认知现实环境，思维是否清晰，是否具有逻辑性，记忆力是否受损等。

③语言交流功能：了解治疗对象是否有阅读障碍、书写障碍，是否能够识别和表达自己的情感需求，言语表达是否恰当、流畅，是否运用代偿工具进行交流等。

④社会交往功能：了解治疗对象的社交性格和团体行为，是否容易对他人产生信任，是否愿意与他人合作，与治疗师及其他人的互动模式等。

⑤情感功能：观察治疗对象的面部表情是否有异常，是否愿意接受新事物，是否积极配合，是否有自杀倾向以及自尊、自信程度等。

⑥音乐的喜好和能力：了解治疗对象能否哼唱，有没有音乐模仿能力，音乐反应、音乐喜好以及音乐技能等。

⑦强化物和惩罚物：了解治疗对象是否有特殊的喜好或厌恶，以便运用于未来的治疗中，对治疗对象进行正向或负向的刺激。

初评估的内容涉及多个不同的学科领域。为了信息的准确性，音乐治疗师往往会与治疗团队中的其他学科成员（包括临床医生、护士、物理治疗师、作业治疗师、言语治疗师、心理治疗师、社工等）进行信息共享。音乐治疗师独立完成评估后，可以结合治疗团队中各相关领域的评估结果来完善音乐治疗评估内容。一旦发现评估结果存在差异，即可采取观察、再评估以及病例讨论等方式来优化评估报告，以使结果更具有效性和可靠性。

二、治疗计划制订

治疗计划是指音乐治疗师根据评估结果，为治疗对象制定适合其自身需求的个性化治疗方案。治疗师尽可能地让治疗对象参与到治疗计划的制订过程中，并在治疗计划确定后由治疗对象（或其负责人）签字表示同意。

治疗计划通常包括以下几个方面的内容。

①来访者综述：介绍来访者概况，总结评估报告的重点事项，分析来访者是否能从音乐治疗项目中受益及其原因。

②长期治疗目标：根据治疗对象的需求，描述治疗师预期的最终治疗结

果，长期治疗目标的制定应强调治疗对象的优势和潜力在治疗过程中所起到的作用。

③短期治疗目标：为实现长期治疗目标而设定的阶段性目标。

④治疗方案：音乐治疗活动的类型、频率和持续时间，达到短期治疗目标所需要的音乐、乐器、单一音乐元素（如节奏、旋律）、辅助工具（如为视觉障碍的治疗对象准备的大字体阅读载体）等。

三、治疗干预实施

治疗干预是指音乐治疗师根据治疗计划为治疗对象提供的音乐治疗服务。治疗干预实施通常包括以下几个方面的内容。

①单次治疗方案制定。音乐治疗师需要在每次治疗前设计单次治疗方案，同时考虑在治疗过程中可能出现的一些情况以及应对措施。

②音乐治疗干预与过程控制。音乐治疗师为治疗对象提供高质量的音乐治疗活动，这是治疗对象获得成功体验的前提，也是使治疗对象身心健康最优化的保障。因此，音乐治疗师需要恰当地选择乐器和辅助工具，尽可能地让所有的乐器在治疗过程中都发出令人愉悦的声音，让治疗对象获得积极正向的体验，不断积累成功经验。在治疗过程中，治疗师还需要记录治疗对象所有与治疗目标相关的反应以及治疗对象的一些特殊反馈，以帮助自己评估治疗过程，反思已制订的治疗计划。

③阶段性评估。音乐治疗师需要定期评估治疗对象的行为表现和行为变化，以判断治疗进度是否与治疗目标一致、是否已经达到预期目标，并根据评估结果及时调整治疗方案。如果治疗进度始终无法达成预期治疗目标且差距很大，就需要重新评估预期治疗目标是否适合治疗对象当前的状况。如果预期治疗目标已经达成，则需要重新制定治疗目标，或考虑是否提前结束疗程。音乐治疗的计划、干预与评估是一个互相影响且不断调整的过程。在每次治疗前，音乐治疗师应制订具体可行的治疗计划；在治疗过程中，治疗师需要仔细观察治疗对象的反应和行为表现，并将有价值的信息记录下来；在治疗结束后，治疗师应对治疗效果进行评估，结合记录的信息，在必要时对计划进行相应的调整。

四、治疗效果评价

按照时间的不同，治疗效果评价可分为三种。

①单次治疗评价。音乐治疗师通过单次治疗评价，回忆和整合治疗对象在单次治疗过程中的表现等来判断单次治疗计划是否成功，批判性地审核治疗过

程，改进治疗过程中的不足，同时不断改善治疗关系。

②阶段性治疗评价。音乐治疗师阶段性地评估治疗对象的治疗数据，判断治疗进度与治疗目标之间的符合程度，及时对治疗方案进行必要的修正，以更好地适应治疗对象的需要。

③最终评价。最终评价除了对整个治疗方案和治疗进度的评价以外，还包括音乐治疗师的自我评价。通过自我评价，音乐治疗师可以更好地认识到自己的优势和不足，以不断地提升自己。

五、治疗结束／总结

治疗结束是指音乐治疗师重新评估治疗对象，并确认即将终止治疗而进行的工作。

在这个阶段，音乐治疗师和治疗对象一起回顾整个治疗过程，总结治疗对象在治疗过程中学习到的新技能和积极改变，疏导治疗对象在治疗结束时可能产生的负面情绪（如失落、缺乏安全感、自我怀疑、离别的感伤等），帮助治疗对象逐步适应正常的生活环境，或使其做好接受其他治疗项目的心理准备。

治疗结束阶段的操作流程一般包括以下几个方面。

①评估治疗过程和治疗对象的状态。

②确定治疗的终止日期。

③设计能帮助治疗对象逐步淡出治疗的适应性方案。

④帮助治疗对象应对疗程终止所产生的情绪。

⑤关注治疗对象的其他治疗需求，如有其他方面需要音乐治疗，可以再次评估或者制订进一步的治疗计划。

⑥完成治疗总结报告书，帮助治疗对象了解自己的成长变化，或帮助其他相关人士了解治疗对象在治疗期间的治疗效果。

音乐治疗疗程终止方法常见以下三种。

①用音乐表演或即兴演奏等方式来传达情感，分析一个时代或一个生命过渡期的歌曲，帮助治疗对象理解即将到来的终止感，通过比较不同歌曲所传达的情感来表达音乐治疗的意义。

②录制治疗对象的音乐作品集，可以作为治疗对象参加音乐治疗的永久纪念物。

③治疗终止可以被视为对治疗对象治疗成功的庆祝，也可以被视为一次音乐治疗的高峰体验。

上述音乐治疗的一般流程在临床实践中并非依次开展，有些环节会存在并行或交叉的情况。例如，如果治疗对象是自主求助的，那么资料搜集和初次访谈的过程往往是并行的。而有的环节通常贯穿于音乐治疗的全过程，如观察。在治疗前期准备阶段，观察是了解治疗对象最有效的途径，通过观察，治疗师可以整理与治疗对象有关的真实信息，从而选择适宜的评估和干预方法，使之后的治疗更有效。在音乐治疗过程中，治疗师通过观察和记录治疗对象对于不同刺激源的反应和表现，了解治疗对象的特殊需要，探索和解读其行为模式的规律，改进或完善与治疗对象的互动模式，调整具体的音乐治疗活动，从而提升音乐治疗效果。

第六章 音乐治疗干预青春期群体障碍

本章主要介绍青春期群体可能存在的各种障碍，指出音乐治疗对这些障碍的干预作用，分析音乐治疗干预青春期群体障碍的临床应用案例，最后对音乐治疗干预青春期群体障碍的方法进行理论建构。

第一节 青春期群体的可能性障碍

一、音乐在青春期群体中的功能

青春期意味着脱离和距离，因为未来尚未明确。一个青少年在这个时期，在他所属的群体中所演奏和聆听到的音乐是其成长的标志。青春期意味着父母的爱的告别，也是对以前的理想化的家庭、父母、兄弟姐妹及环境最后的告别。这个相对毫无决定权的与童年世界的告别，通往现在的问题：我如何处理我目前的喜好、天赋和成果？

伦理和道德现在成为一个自主的实践探究领域，青少年群体对其已具备一些知识（如已有的家庭道德伦理观），但常常需要学会交流。

没有任何一个媒介像音乐一样在青春期如此"被需要"。音乐的多种功能如下。

①反依赖青少年群体的"新音乐"区别于自身，同时也区别于其之前依赖的世界。（音乐的反依赖功能）

②依赖同家庭相比，青少年群体将更多的精力投入新友谊关系的音乐中，新的音乐也稳定着他们，是新关系世界和成员身份的"标志"。（音乐的依赖功能）

③包容流行音乐流派中占主导地位的有强烈节拍和节奏的音乐，是一个带有节奏可预见性的潜意识记忆辅助，使人们回想起最安全的生活环境——子宫

中母亲的心跳。

在青少年群体的世界中，一方面失去了童年时期的准则和价值，另一方面也尚未同祖父母的准则和价值紧密联系，从而处于寻找可靠的和具有结构的刺激链中。流行音乐紧密和确定规律的打击节奏对青少年群体而言是不安时期安全的心跳。（音乐的包容功能）

④自我扩展。使青春期群体具有安全感的音乐必须来自一个新的世界，并且被情感占据了新的地方、新的人、新的形势、新的情感世界记忆。

音乐不仅在青少年群体中，也在很多人孤独的情况下有对幻想的触发和推动作用，大部分的幻想是与共生愿望、想象结合在一起的。这些在音乐所触发的冥想中被尝试性地交涉。在青春期群体的幻想世界中，内心现实与外界现实是具有同等价值意义的。

因此，音乐对于青春期的青少年群体而言，意味着一个强有力的诱导作用，它不逊色于电影、书籍和图片的作用。（音乐的激发幻想功能）

⑤重启资源。来自家庭音乐活跃的青春期青少年群体，在家庭网络中的保留曲目并不会完全消失，尤其是童年晚期和少年早期同其监护人建立的保留曲目。共同音乐创作的保留（如在家庭日或教堂节日）为青少年群体返回童年设立了一座坚固的桥梁。（音乐的重启资源功能）

二、青春期群体存在的问题

所有那些在儿童晚期可能遇到的障碍，都可能在青春期及青壮年时期还一直持续。因为青春期是每个人发展过程中最重大的变化时期之一，也是最关键的时期，因此我们需要注意：关键时期也意味着会缓慢或是会突然产生新的前所未有的问题领域。这种心理弱点、障碍或疾病的出现既可能基于童年未显现的隐藏问题（青春期危机、青春期问题作为先前危机特征的诱因），也可能是独立地与青春期的过渡阶段问题建立起联系的。

青春期过渡阶段的特殊问题可能导致的疾病，有可能通过以下两点而产生。

①父母的行为钳制体现在青少年群体的儿童框架结构上，父母总认为青少年群体一直是儿童，这样对于促进青少年群体的自立发展没有帮助。

②不能加以处理的同龄人竞争问题（连续失败导致的自尊受损）以及他人的抑制，身体和心理的强迫成长在该时期尤为明显。其后果是产生自我价值发展的问题，尤其是处于青春期的青少年群体在自我贬低和（或）自我伤害（所谓的内在变化）中不断寻找自我身份认证，可能会使其选择如毒品、犯罪、脱离家庭、成绩下降（所谓的外部变化）的逃避方式。

三、青春期群体的身份认证

青春期群体的各种障碍和行为异常大部分都可以归因于身份认证问题。青少年群体在青春期特有的寻找自身独特身份认证的过程不是内在心理建立的（童年问题），就是可以经由所处的社会环境而诱发的。

未经治疗的青春期群体心理障碍或疾病所产生的后果可能是终生的，既会影响其自身的生活态度，也会影响其日后同伴侣或集体成员之间的关系。

健康发展对于青春期群体来说，是"关键的变形期"，青少年群体能够带着他们所有的棱角、枷锁、不成熟迈进这个时期，能完全伴随着必然的接近与疏远度过这个时期。只有这样，这个高难度的心理突变才能将这个时间段变成跨越了的过去，在未来去回顾这个时期，这是一个能被跨越过去的时期，一个人不会在这个时期被终生所困。

只有音乐适用于这个时期，因为音乐比起最善意的言语陪伴来说，能够更好地理解处在青春期暴风雨中，同时找寻僻静出口的青少年群体。

第二节　音乐治疗干预青春期群体障碍的临床应用案例

一、音乐治疗干预厌食症女孩

伊莎贝尔·弗罗内·哈格曼和克劳迪娅·迈兰报告了 14 岁的安娜接受音乐治疗的个案，这女孩两年前被诊断患有厌食症。治疗的一个中心目标是处理脐带切割（独立自主）以及与其相关的身份塑形的问题。

虽然安娜接受这个提议，但是一开始她还无法提供自己感觉到的相关信息。因此回想和回馈最初都完全来自治疗师，甚至开始和结束都需要讨论。同样重要的是，她的演奏总是和治疗师的合不到一起。她逐渐发现摩擦瞬间的乐趣，而一个共同的节奏很无聊。

二、音乐治疗干预暴力行为男孩

安德烈娅·希尔克强调青少年群体的音乐品味对音乐治疗的重要性。她报告了 16 岁的萨莎的个案。萨沙是一个行为异常，有严重自恋问题的暴力男孩。他的癖好已经让人能够清楚地辨识他是有某种特定问题的青少年的代表，这是这个年龄层追寻自我身份的一个基本特征。以萨沙为例，他穿野战靴和理光头是他思想的表达，这和希尔克为他所描述的音乐治疗师的意图形成强烈的对比。

萨沙在接受第一次个别治疗之前和音乐治疗师打招呼时看了一眼乐器，说："嘿，你上过工艺课吗？"音乐治疗师因此顺水推舟地利用这个机会让他仔细地看乐器，并提醒他注意这乐器做工的品质，也顺便要求他进行一些乐器的简要描述（在这之前当然必须先仔细看）。所以他们在第一次治疗时可以说是在为彼此南辕北辙的认知找出一个共同之处。在第二次治疗时再做后续处理，萨沙必须闭着眼睛组装乐器，并描述他的感受，然后在内心中建构出此乐器的图像，完成后睁开眼睛，并检查其内在形象和现实之间吻合的程度。此时清楚呈现的是，不但他的内在图像和现实严重偏离，而且对于他想说的内容，他很难找到相对应且准确的口头表达方式。在第三次治疗时，萨沙需要在听几种不同的乐器交叉演奏后，描述他所听到的。令萨沙感到惊讶的是，对于相同的声音，不同的人居然可以有截然不同的体验。

第四次治疗所建议的游戏是整合两个人的"简要描述"成为一种幻想乐器，然后比较两人描述的共同性和差异性，通过这种方式，越来越形成一种对话，可以被用来处理沟通经验。探索乐器的游戏，在此个案中，可以让面对成人一贯沉默的萨沙逐渐变得开朗而且有兴趣做口头交流。

在第五次治疗时，两人都玩乐器，边玩边观察并加以评论——对萨沙而言，能够细致区分、建构内在心灵结构是一个重要的进步。在第六次治疗时继续处理，而且也越来越清楚，萨莎开始贬损自己的演奏。在他意识到这一点以后，他才首度开口谈他的生平故事，说出一直以来他如何枉然地追求他人的认可。在第七次和最后一次的治疗中，当他被音乐治疗师问及该如何祝福他时，他说："希望人们看我时不要有偏见，知道我可以做到，他们不需要小看或排斥任何人。"

在希尔克看来，萨沙出现羞愧和渴望的感觉对青少年病人而言是典型的。羞愧感的出现是自我价值调节的作用，如果这个机制能成功地创造出一个（青少年所渴望的）价值欣赏的气氛，恐惧阈值就可以降低，而羞愧的容忍度就可以提高。羞愧和渴望在音乐中都可以以一种积极的、社会可接受的方式付诸实现，因此在音乐治疗中可以转换为相对应的、可能的活动形式而加以利用。

第三节 音乐治疗干预青春期群体障碍的理论建构

一、远近距离

在接受治疗的病例中，所有青春期年龄段的病人都围绕着远近距离，在亲密关系中存在的，或是病态的、有威胁性的共处关系，或是有侵略性的、充满恐惧的疏离关系。在青春期群体中，心理社会的毕生使命是建立亲密关系。促进或者阻碍亲密关系的形成，是冲突的焦点。

音乐治疗式的聆听是平衡所有病人的中心，无论是厌食症、精神分裂症，还是群体、个人。

二、精神主动性

音乐同时是内在的和外在的，一方面主体能感受、演奏和倾听音乐，另一方面音乐借助客体，从乐器里、在空气中、自唱片或其他播放设备里流露出来。同样，音乐具备过渡的功能，就像是具有双重国籍并能自由切换，音乐可以跨越内在和外在、我和非我的界限。这跨越的能力像声波一样，从鼓的一面传至另一面。

从所有心理方面来看，青春期群体与更年幼些的病人相比，存在着更高的精神主动性，对于音乐治疗的持续工作容易接受，有解决问题的愿望。这些意味着，提供音乐治疗可以有以下的考虑：青少年音乐社会化。

第七章　音乐治疗干预中青年群体障碍

本章主要介绍中青年群体可能存在的各种障碍，指出音乐治疗对这些障碍的干预作用，分析音乐治疗干预中青年群体障碍的临床应用案例，最后对音乐治疗干预中青年群体障碍进行理论建构。

第一节　中青年群体的可能性障碍

一、认知障碍

认知障碍是脑血管病、脑损伤患者的常见症状。音乐治疗中的演唱和团体演奏可以帮助有认知障碍的患者更好地交流，刺激其记忆力发展，增强其现实定位能力，促使其放松，加强其感官训练等。

二、焦虑障碍

《中国国民心理健康发展报告（2019—2020）》中显示，18至34岁青年是成年人中最焦虑的群体，无业或失业者的焦虑水平最高，其次是学生群体。焦虑似乎已经成为都市人的"常见病"。年龄、外貌、健康等都是焦虑感的来源，如果任由焦虑情绪累积，严重的话可能会引发抑郁症。

为什么会感到焦虑？首先，人们离不开智能手机。在数字化时代，不论是世界大事还是生活小事，人们都会依赖手机。而人类需要通过感官进行交流、触摸以及其他联系，如笑、哭……这些却在数字化交流中被渐渐忽略了。其次，人们过着"双重生活"。心理学家在临床中发现，许多长时间、高强度工作的人都过着"双重生活"。一方面展现出"和他人在一起很快乐"的形象，另一方面又关起门来用饮酒、暴饮暴食等方式缓解焦虑。人前人后"分裂"，焦虑挥之不去。再次，人们格外关注外貌形象。如今，人们对外表越来越关注，很

131

多人由于"比上不足"而厌恶自己的外形，成为焦虑的根源。调查显示，1/3的人表示，"平平无奇"的外貌形象会让他们在工作或生活中感到焦虑。最后，人们面临双重压力。调查发现，焦虑症患者主要症状从 22 岁开始，在 32 岁左右达到峰值。心理学家埃里克松表示，人们在二三十岁时面临双重压力，即亲密感与孤独感。人们既需要找到合适的伴侣，又担心无法很好地经营关系导致孤单终老。

三、孕期情绪障碍

怀孕对于一个初孕妈妈来说，不亚于重大应激事件，这个巨大的、未知的变化会让她们产生紧张、不安等焦虑情绪，这都是正常的。人都会焦虑，焦虑是让我们产生存在感的一个证据。所以不要太过于关注自己的焦虑情绪，这样可能会进一步加重焦虑的感受。要知道正常的情绪反应是有助于我们适应环境的。情绪反应会引起我们生理上产生相应的变化，会使人的呼吸系统、循环系统、内分泌系统等各项身体指标发生变化，如呼吸加速会促进体内氧化作用，使心跳加快，血压升高，能促进血液循环。身体内含氧量的增加以及血液循环的加快能够给我们的大脑带来更多的能量，提高我们的注意力，加快我们的思考速度，让我们更好地解决问题。

怀孕时期的睡眠与新生儿很类似，深度睡眠的时间会减少，相应的，浅度睡眠的时间会增加。在浅度睡眠的状态下，孕妇很容易感受到身体周围的变化，从而更容易醒来。为什么会出现睡眠时间上的变化？从生物进化论的角度来看，这种变化的目的是使人类适应生存环境。尽管这带来了不便，但确实让孕妇为今后夜间照料婴儿做好了准备。母亲并不是早九晚五的工作，需要随时准备着照料婴儿。事实上，胎儿的新陈代谢并不像成人一样在晚上就会减缓，因此母亲的新陈代谢在晚上也无法像从前没有怀孕的时候那样慢下来。这种睡眠的变化也为产妇在产下婴儿之后照料婴儿做准备。产后，产妇必须半夜爬起来喂奶、换尿布。产妇必须接受这个现实，想安安稳稳地睡上一整夜就如同想让幼儿安安静静地待上一整天那样困难。

孕期最常见的生理反应当然要属呕吐和疼痛了。在通常情况下，孕妇呕吐按照厉害程度可分为三级：一级是反胃恶心，不想吃东西，呕吐症状较轻微；二级是剧烈呕吐，一天吐上好几次；三级最为严重，是在剧烈呕吐的基础上出现生理不适感，由于呕吐过度甚至会导致缺水和电解质不平衡。

第二节　音乐治疗干预中青年群体障碍的临床应用案例

一、音乐治疗干预认知障碍的案例

（一）治疗前期准备

1.收集资料

（1）基本资料

患者边志东（化名），男，48岁，主因右侧肢体活动不利伴言语不利入院。

（2）现病史

患者于2016年11月14日晚8点看电视时无明显诱因出现不能言语、反应迟钝，十余分钟后由120急救车送至医院，途中出现喷射性呕吐4～5次，呕吐物为胃内容物。其逐渐出现意识不清，半小时后送至医院进行头颅CT检查，考虑为左侧大脑中动脉闭塞。发病4小时行动脉取栓术，术后患者于ICU多次出现恶心、心律失常、肺部感染等症状，经抢救治疗后恢复平稳，但不能言语且右侧肢体不能活动。之后患者逐渐好转，发病2周后可说单字，3周后可读字，右侧肢体可抬高，约一个半月后可独自站立和步行。目前，患者语言表达费力，可独立行走，右手实用性差，为求进一步康复而入院。

（3）既往史

2013年，患者曾被诊断为冠心病、房颤、心脏瓣膜病行支架术治疗，术后口服阿司匹林及波立维，2016年初自行停药，2016年5月行射频消融术，术后口服利伐沙班，此次发病后下肢动静脉血栓改为华法林抗凝。患者患有高血压病，5年内间断口服拜新同。患者否认糖尿病、高血脂等病史，否认食物、药物过敏，否认肝炎、结核病等传染病史，否认术后手术外伤输血史。

（4）个人生活史

患者生于原籍，否认长期外地居住史，否认疫区疫水接触史，否认毒物及放射线接触史，否认冶游史，因工作关系长期饮酒每月5～6次，每次约300～500毫升，否认吸烟史，适龄结婚，配偶体健，未育。

（5）家族史

父亲患有高血压、糖尿病、肾病，已故。母亲已故，死因不详。

（6）职业史

公务员。

（7）心理史

病前性格外向，病后无明显改变，否认重大心理创伤史。

2. 初评估

患者在家属的陪伴下进行了音乐治疗评估。患者相关检查配合，问其姓名、性别可以理解并可回答，对于年龄、日期等数字信息回答不准确。患者视觉信息能力尚可，与人交流时有目光对视，可根据视觉信息提示完成模仿操作指令。在听理解能力测试中，患者对封闭式问题可以理解并做是否回答，能完成开放式简单思维逻辑设问，对复杂思维逻辑及两步以上问题可以理解但不能回答，可完成三步听理解指令，三步以上听理解指令不能完成。患者数理计算能力弱，长时记忆力尚可，短时记忆力弱，瞬时记忆力弱，对新识别事物再认能力尚可，再现能力弱，时间定向力弱，空间定向力弱。患者认知评估待查。

经《中国康复研究中心汉语标准失语症检查量表》测试得出以下结论：单韵母、复韵母、整体认读音节可模仿完成，声母中浊辅音可完成，清辅音不能完成；自主语言表达能力弱，不能根据自身需要提出基本需求；在演唱熟悉的歌曲时，患者可根据熟悉的旋律有效提取语音、语汇等语言信息。

《美国国立卫生研究院卒中量表（NIHSS）》语言评级1，失语，认知障碍。

经《西肖尔音乐能力测试量表》定性评估量表测试得出：患者既往对音乐较为喜好，乐音分辨力尚可，可分辨噪音与乐音；可根据给出乐音音高高度模仿，可模打基本单位节奏，在4/4拍、速度80的条件下可正确模打两小节；调性感尚可，在演唱熟悉歌曲时可根据有旋律提示转换调性；可跟随无旋律伴奏转换调性；既往熟悉的音乐认知信息可在无提示下部分完全再现，音准节奏、节拍调性均正确；歌词在提示下完全再现，命名信息记忆再现不能完成；音乐感受力尚可，在聆听不同音乐作品时可正确示意关于速度、风格的封闭式提问。

患者声音音量尚叮，发音自然音量，男中音音域。

印象诊断：患者在脑损伤后轻度非流畅性失语症合并构音障碍，伴有认知功能障碍。

治疗建议：口唇运动发音训练，音乐认知定向力训练。

（二）治疗计划制订

长期目标：

①提高语言表达和交流能力；

②提高认知能力（尤其是记忆和理解能力）。

短期目标：

①患者在连续四次治疗中可完成"我今年四十八岁"七字句五次以上；

②患者在连续四次治疗中可完成"现在是九点"时间定向力应答三次；

③患者在连续四次治疗中可完成"我九点上音乐课"时间事件定向力应答三次；

④患者在连续四次治疗中可完成"我下午两点上课"的时间事件定向力应答三次；

⑤患者在单次治疗中可完成"我住在北京××医院××科"的地点定向力应答三次。

（三）治疗干预实施

1. 第一次治疗

（1）治疗日期

时间定向力信息：由治疗师告知患者今天是 2019 年 8 月 1 日，星期四。

（2）目标语言

训练前对话问候语、人称代词及姓名表达。

目标语言：基本个人事实信息表达"我今年四十八岁"。

练习重点：根据设问完整表达七字句，并重复多次直至能够独立完成。

目标语言训练：根据"我今年四十八岁"的汉语发音自然音调规律设计适合患者音域的旋律语言练习谱例，内容反复练习，直至达到第一周短期目标。

问答设定：

治疗师："你好。"（向患者演示使用健侧手击打患侧手按节奏说出）

患者："你好。"（患者使用健侧手击打患侧手按节奏说出）

治疗师："跟我打个招呼吧，'老师你好'。"

患者："老师你好。"

治疗师："你好。您叫什么名字?"

患者："我叫边志东。"

治疗师："您今年多大年纪了?（治疗师口型伴语言提示）'我今年四十八岁'。"

直至达到本周第一个短期目标。

2. 第二次治疗

（1）治疗日期

时间定向力信息：由治疗师告知患者今天是 2019 年 8 月 2 日，星期五。

（2）目标语言

"现在是九点。"

每日上午 9：00～9：30 为音乐治疗康复训练课固定时间。

练习重点：时间定向力训练，在旋律提示下完成"现在是九点"，并重复多次直至能够独立完成。

如谱例 7-2-1 所示，根据"现在是九点"的汉语发音自然音调规律设计适合患者音域的旋律语言练习谱例，内容反复练习，直至达到本周第二个短期目标。

谱例 7-2-1：

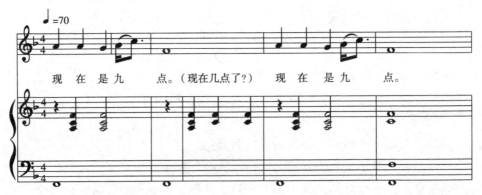

患者能完成主动应答"现在是九点"，并能够回答治疗师设定的问题："现在几点了？"患者回答："现在是九点。"患者可理解治疗师设定问题的意义，在有旋律音高提示条件下可回答"现在是九点"目标语言五次以上。在无旋律、和声伴奏的条件下可完成"现在是九点"目标语言回答五次以上。在无乐音、节奏击打的提示下可完成应答"现在是九点"目标语言五次，在脱离音乐的条件下需治疗师辅助按节奏击打患者患侧手，使其在提示下完成完整应答五次。

3. 第三次治疗

（1）治疗日期

时间定向力信息：由治疗师告知患者今天是 2019 年 8 月 3 日，星期六。

（2）目标语言

进入已完成短期目标的练习内容，逐步形成正常化对话情景表达。

治疗师："你好。"（提示患者使用健侧手击打患侧手按节奏说出）

患者："你好。"（患者使用健侧手击打患侧手按节奏说出）

治疗师："跟我打个招呼吧。"（提示患者击打节奏并同时说出"老师你好"）

患者："老师你好。"

治疗师："您叫什么名字？"（提示患者击打节奏并同时说出"我叫边志东"）

患者："我叫边志东。"

治疗师："您今年多大年纪了？"（提示患者）

患者："我今年四十八岁。"

治疗师："现在几点了？"（提示患者击打节奏并同时说出"现在是九点"）

患者："现在是九点。"

治疗师："九点上什么课？"（提示患者击打节奏并同时说出"我九点上音乐课"）

患者："我九点上音乐课。"

目标语言："我九点上音乐课。"

练习重点：时间定向力训练，在旋律提示及脱离旋律的刺激下完成"我九点上音乐课"的目标语言训练。患者能够主动表述行为的第一人称主体"我"，行为实施时间"九点"，具体的行为内容"上音乐课"。在本次治疗目标的内容练习中，患者要完成一个七字句主语（名词）、谓语（动词）、宾语（表述内容）的完整表述，重复多次直至能够独立完成。

如谱例 7-2-2 所示，根据"我九点上音乐课"的汉语发音自然音调规律设计适合患者音域的旋律语言练习谱例，内容反复练习，直至达到本周第三个短期目标。

谱例 7-2-2：

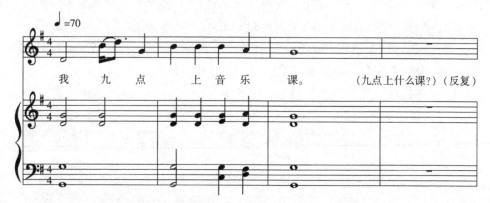

患者能完成主动应答"我九点上音乐课"五次，并能够回答治疗师设定的问题："九点上什么课？"患者回答："我九点上音乐课。"患者可理解治疗师设定问题的意义，在有旋律、音高提示条件下可回答"我九点上音乐课"目标语言五次以上。在无旋律、和声伴奏的条件下可完成"我九点上音乐课"目标语言回答三次以上。在无乐音、节奏击打的提示下可完成应答"我九点上音乐课"目标语言句子三次以上，在脱离音乐的条件下治疗师需辅助按节奏击打患者患侧手，使患者在提示下完成完整应答三次。

4.第四次治疗

（1）治疗日期

时间定向力信息：由治疗师告知患者今天是2019年8月4日，星期日。

（2）目标语言

"我下午两点上课。"

练习重点：时间定向力训练，在旋律提示及脱离旋律的刺激下完成"我下午两点上课"的目标语言训练。患者能够主动表述行为的第一人称主体"我"，行为实施时间"下午两点"，具体的行为内容"上课"。在本次治疗目标的内容练习中，患者要完成一个七字句主语（名词）、谓语（动词）、宾语（表述内容）的完整表述，重复多次直至能够独立完成。

如谱例7-2-3所示，根据"我下午两点上课"的汉语发音自然音调规律设计适合患者音域的旋律语言练习谱例，内容反复练习，直至达到本周第四个短期目标。

患者能完成主动应答"我下午两点上课"三次，并能够回答治疗师的设定问题："您下午两点干什么？"患者回答："我下午两点上课。"患者可理解治疗师设定问题的意义，在有旋律音高提示条件下可回答"我下午两点上课"目标语言三次以上，在无旋律、和声伴奏的条件下可完成"我下午两点上课"目标语言回答三次。在无乐音、节奏击打的提示下可完成应答"我下午两点上课"目标语言句子三次，在脱离音乐的条件下治疗师需辅助按节奏击打患者患侧手，使患者在提示下完成完整应答三次。

谱例7-2-3：

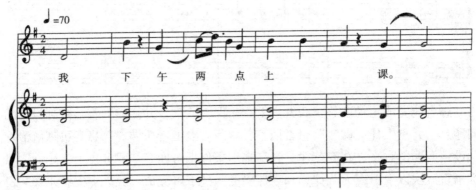

5. 第五次治疗

（1）治疗日期

时间定向力信息：由治疗师告知患者今天是 2019 年 8 月 7 日，星期三。

（2）目标语言

"我住在北京 ×× 医院 ×× 科。"

练习重点：地点定向力训练，在旋律提示及脱离旋律的刺激下完成"我住在北京 ×× 医院 ×× 科"的目标语言训练。患者能够主动表述行为的第一人称主体"我"，表示地点的宾语"北京 ×× 医院 ×× 科"，句子结构的宾语中更为具体的、修饰中心词"×× 科"的定语"北京 ×× 医院"。在本次治疗目标的内容练习中，患者要完成一个十字以上主语（名词）、谓语（动词）、宾语（表述内容）的复杂定向力表述，重复多次直至能够独立完成。

如谱例 7-2-4 所示，根据"我住在北京 ×× 医院 ×× 科"的汉语发音自然音调规律设计适合患者音域的旋律语言练习谱例，内容反复练习，直至达到本周第五个短期目标。

患者能完成主动应答"我住在北京 ×× 医院 ×× 科"三次，并能够回答治疗师设定的问题："您住在哪所医院？哪个科？"患者回答："我住在北京 ×× 医院 ×× 科。"患者可理解治疗师设定问题的意义，在有旋律音高提示条件下可回答"我住在北京 ×× 医院 ×× 科"目标语言三次，在无旋律、和声伴奏的条件下可完成"我住在北京 ×× 医院 ×× 科"目标语言回答三次，在无乐音、节奏击打的提示下可完成应答"我住在北京 ×× 医院 ×× 科"目标语言回答三次，在脱离音乐的条件下治疗师需辅助按节奏击打患者患侧手，使患者在提示下完成完整应答三次。在回答中，患者"医院"两字欠清晰，有延迟重复的现象。

谱例 7-2-4：

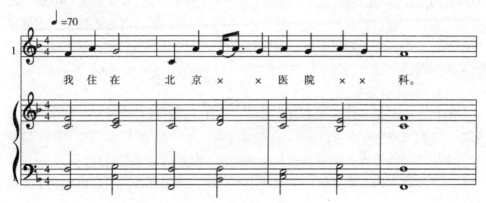

治疗第一周短期目标完成。

（四）治疗结束／总结

侧重于认知的康复练习将患者的训练内容设定为目前的康复日常生活，是基于认知康复中现实定位、定向力训练的治疗原则的。设定的目标内容，将患者的日常生活语言表达作为训练目标，如"九点上音乐课""两点上课""住在××医院××科"既对患者的语言表达能力进行了练习，同时也加强了患者时间、空间定向力的训练。将患者每日的康复日程加以时间、地点、内容，并以患者的音域编成旋律演唱至表述出来，是对患者现实定位的一项非常好的训练方式。在完成第一阶段短期训练目标之后，可逐步加大难度，拓展为复杂句子结构的表述，逐步加入第二人称、第三人称、宾语（名词）、状语（时间／地点）、定语（形容词）等表达内容，帮助患者进行需求表达练习及现实定位练习。

二、音乐治疗干预焦虑障碍的案例

（一）治疗前期准备

1. 转介

来访者因焦虑性状态入院，因担心有副作用，其只愿意接受非药物治疗。入院第三天，其参加了一次团体音乐治疗，觉得音乐想象可能有用，遂与音乐治疗师、主治医生进行沟通，要求接受个体音乐治疗。

2. 资料搜集

（1）成长史

小庄，男，24岁，汉族，在本地出生并久居本地，母亲孕期正常，足月生产，婴幼儿时期发育与同龄人无异，自幼父亲严苛，母亲溺爱，6岁上学，成绩一般，一年前大学毕业就职教师，能胜任。小庄人际关系一般，有知心朋友，未婚未育，在恋爱中，有较多恋爱史。小庄目前与父母同住，与父亲关系不佳，与母亲关系尚可。

（2）简要病史主诉

有广泛性易紧张伴手脚不自主摇动、出汗、面红等症状5年，加重时伴夜眠差、注意力下降6个月。

小庄5年前考入大学后与室友关系欠佳，既想强势又有讨好行为，后发展到看到室友就紧张，跟其他同学交往也不自然，甚至在公共场合也出现了无法控制的紧张、心跳快、面红。3 年前他在某精神专科医院被诊断为焦虑性神经症，一周后自行停药，工作后半年，即 6 个月前症状莫名加重，担心自己不够强会被看不起，担心路人看自己，时不时出现手脚摇动、出汗、脸红、心跳快、手脚冰凉、夜眠差等症状，勉强坚持工作，常和家人吵架。他对疾病有一定自知力，求治欲较强，因担心副作用而不想吃药，可以接受非药物治疗。

（3）入院检查

体格检查正常，知情意协调一致，焦虑状态，双脚不自主地摇动。经《明尼苏达多项人格测验》得出：心理状态处于边缘或轻度异常，有中度的神经质，有焦虑、恐惧或疑病倾向。经《韦氏记忆量表》得出：优秀。经《韦氏智力量表》得出：正常。经威斯康辛卡片分类测验得出：认知功能良好。眼动检查：凝视点正常，反应探索基本正常。经《汉密尔顿焦虑量表》得出：25 分。多导睡眠图测查：轻度入睡困难，睡眠效率轻度下降。

（4）诊断

广泛性焦虑障碍。

3. 初次访谈

小庄独自就诊，衣着整洁，疲倦容，焦虑状态，右脚不自主地摇动，时而深呼吸叹气，意识清晰，定向完整，交谈切题，逻辑思维正常，知情意协调一致，诉夜眠差，常在各种场合觉得紧张，反复强调不够强会被看不起，常回想过往不快小事，自知力存在，有较强求治欲，主动住院但拒绝药物治疗，对音乐治疗有期待。

4. 初评估

（1）音乐偏好与经历

小庄小时候学过一点小号，参加过校合唱团，喜欢唱歌和走路听歌，喜欢流行音乐、钢琴、吉他，偶尔听演唱会或音乐会，认为音乐可以放松身心、宣泄情感，也能缓解他的焦虑。他参加过一次团体音乐治疗，觉得音乐想象可能有用。

（2）音乐治疗的评估

①演唱：非常投入，肢体有律动，中途还拿花献给治疗师。

②音乐素养：节奏感和音准较好，能复述简单旋律，会简谱。

③音乐聆听：能描述音乐的情绪、感受及意象。

④即兴演奏：尝试了多种乐器，喜欢非洲鼓，沉浸在自身演奏中，偶尔能与治疗师互动。

（3）评估结论

音乐素养处于中等水平，音乐情绪感受能力较强，音乐意象较为丰富，有较强的交流、表达、学习、组织等能力，有一定的表演性和自我关注度。

（二）治疗计划制订

音乐治疗师向小庄介绍了音乐治疗，解答了他的疑问，并共同确定了治疗目标和方案。

长期目标：增强自信心，学会自我情绪管理，提高处理人际关系的能力和社会适应能力，促进自我认知与成长。

短期目标：建立治疗关系，缓解焦虑，改善睡眠，挖掘积极能量，提高自我认知，提高自我接纳度。

治疗计划：前期运用行为取向的音乐系统脱敏、音乐放松来缓解焦虑，在状态稳定后加入人本取向的音乐想象来促进自我认知与成长。

治疗频次：每周2次，每次1小时。

治疗层次：因其拒绝药物治疗，音乐治疗干预水平较高，涉及支持性、再教育性及重构性的不同治疗层次。

（三）治疗干预实施

该案例是在某三甲精神专科医院开展的，每周2次，持续7周，共14次。

1. 建立关系阶段

本阶段为第一次治疗，治疗过程包括建立治疗关系，以及访谈、评估。

2. 症状缓解阶段

（1）治疗目标

促进治疗关系建立，缓解焦虑状态，改善睡眠。

（2）治疗过程

①第二次治疗。

治疗前谈话。治疗师与来访者小庄讨论了近期状态，他表示对音乐治疗非常期待。

音乐放松技术的选择。小庄焦虑状态较重，病程长，在音乐肌肉渐进放松中无法放松，时不时内心烦躁。通过尝试，他接受了音乐想象介导的放松辅以音乐振动治疗。想象的主题由来访者决定：日落的海滩。而音乐振动治疗则将放松音乐中的低频部分转化为同步振动，可加强放松效果，他表示能放松下来，很舒适。

②第三到四次治疗。

治疗前谈话。治疗师从主治医生处了解到小庄认为音乐治疗有效，睡眠和焦虑有改善，因此向他求证。他表示私下也用音乐想象，对睡眠有帮助。以上显示出他具有非常强的学习和应用能力。

音乐系统脱敏。以行为主义中的交互抑制为基础，程序包括音乐想象介导的放松、建构焦虑等级和脱敏训练。通过访谈，治疗师将焦虑场景分为八个等级，由低到高为公共场合、走路、坐地铁、与陌生人相处、工作、考试或比赛、大学同学会、与大学室友独处。小庄对治疗效果表示肯定，在前两个等级训练中不太紧张了，但担心在现实生活中还是紧张，希望更深入治疗，治疗师给予倾听和支持。

（3）阶段总结

本阶段通过多种尝试，治疗师为小庄选出了适宜的放松技术，取得了良好的效果，并超过预期地在较短的时间内起效，加上小庄自我探索的意愿比较强烈，因此接下来在稳定其状态的同时，治疗师开始逐渐加深治疗层次。

3. 自我探索阶段

（1）治疗目标

继续改善焦虑和睡眠，挖掘积极能量，促进自我认知。

（2）治疗过程

①第五次治疗。

治疗前谈话。小庄表示在街道上走路时不戴帽子也不太紧张了。

音乐系统脱敏。小庄在前四次治疗中的紧张情绪在音乐想象中有缓解。

音乐想象。治疗以人本主义为取向，主题为来访者的积极资源、当下的状态或想要探索的问题，在进行 3 ～ 5 分钟的放松后，治疗师播放有助于主题探索的音乐，通过引导语促进和稳定来访者的音乐想象，并让其将想象延续在画纸上，为画取名字。最后通过讨论，促进来访者实现意象与现实、自身的联系，从而达到潜能发掘、自我认知、顿悟高峰体验与治疗性的改变。

在初次想象中，治疗师引导小庄想象一个安全的场景，他想到了一个宁静的湖边，有天鹅、小木屋、铁栅栏和森林。在讨论时，他说这里可以打猎，铁栅栏可以防野兽，森林漆黑看不清。以上可以看出他存在积极资源，缺少安全感以及又想打猎又害怕野兽的矛盾心理，但从人本主义角度，治疗师未做分析，而是引导小庄将想象中的感受与现实相联系，他表示自己比较好强，但也有柔弱的一面。

②第六次治疗。

治疗前谈话。小庄表示焦虑和睡眠状态明显改善，希望治疗能更深入。治疗师表示治疗层次需要循序渐进，才能既安全又有效果。

音乐系统脱敏。小庄表示一到最后一个等级时心情就不太好。

音乐想象。小庄出现了亲密关系的意象，和女性牵手漫步交谈、亲吻等场景。在讨论中，他担心治疗师的评价而有所回避。在治疗师表明会无条件接纳他的所有想法，并鼓励他真实地面对自己的感受后，他最终坦诚女性是音乐治疗师，也许是喜欢，也许是感激和依赖，并担心治疗师会讨厌他。鉴于治疗关系比较稳固，治疗师认为这是一个移情处理的时机。

移情处理。治疗师对小庄敢于面对和表达真实感受予以肯定和支持，之后讨论感受并适当地自我坦露，以及间接地澄清和界定，试图将其关注点引向自身体会，然后继续利用音乐想象进行移情处理，让其仔细体会亲密感受。在音乐的支持和推动下，小庄被压抑的情绪得以释放，出现了顿悟。他描述在意象中两人漫步之时，他随心所欲地表达，对方积极地聆听、微笑。他突然意识到，能够真实自由地表达，有一个愿意聆听和无条件接纳他的人，才是美好状态的核心。这些年他不认可自己，一直活在压抑和表演中。通过移情处理，来访者对于人际关系和自身问题有了更深入的认识。

③第七到十次治疗。

治疗前谈话。小庄表示坐地铁不太紧张了，但不喜欢别人看自己。

音乐系统脱敏。小庄表示能放松，但是想到最后一个等级就不舒服。

音乐想象。第七次治疗的音乐想象是花园，中间有一棵松树，显得不协调。小庄表示树本身很有力量，但长错了地方，有点像自己。第八次治疗的音乐想象是空旷的教室，墙上有一幅看不清的画，阳光斜晒进来很安静。第九次治疗，小庄要求使用相同的音乐回到上次画面以看清楚墙上的画，后来发现是自己带的班级参加比赛时得奖后的合影。在讨论时，小庄表示喜欢赢的感觉，喜欢能感到自信的事情。第十次治疗，小庄梳理了之前的几次音乐想象。

（3）阶段总结

小庄能将想象中的感受与自身实际进行对接，自我认知逐渐加深，开始认识到自己的问题，而不是找其他的原因，如性格中有矛盾成分，不够自信和真实，在人群中格格不入等，开始认识到自己无意识中的渴望和矛盾，也发现了自己的能量。他关于"变得更强"才能解决问题、缓解焦虑的观念依然存在，但已有松动。本阶段有一次成功的移情处理，之后他与治疗师的移情渐渐回归，成为正向的支持力量，治疗效率也有所提高。

4. 顿悟与结束阶段

（1）治疗目标

继续稳定情绪，挖掘积极能量，促进自我认知发展，提高自我接纳度。

（2）治疗过程

①第十一次治疗。

治疗前谈话。小庄表示自己状态稳定，睡眠好，日常焦虑不明显。

音乐系统脱敏。小庄表示全程都没有不适。

音乐想象。意象为一个人隔着河远远地看着对岸，对岸有一轮太阳，一个人牵着小孩，主题为遥望。他表示想象中的人是自己，对岸是父亲牵着小时候的自己，自己不喜欢父亲，遥望着父亲既孤独又渴望，本以为对父亲没什么感情，但这次想象给他带来了很大的触动，觉得内心深处还是渴望父亲爱自己，认可自己。

②第十二次治疗。

治疗前谈话。小庄表示与父母亲进行了几次长谈，觉得自己也有不对的地方，总是故意挑战父母的底线。治疗师予以倾听、共情与反馈。

音乐想象。意象为治疗师弹琴，他和女友在跳舞，不少人随意坐着聊天，也有不少在看他们跳舞，非常和谐。后来画面改变，只剩下他一个人跳舞，似乎忘记了周围一切，樱花花瓣飞舞，自己甚至飞了起来。来访者略显激动，表示自己非常自在超脱，难以形容，觉得此时此刻很有力量，有冲动要好好地去体验新的生活。从描述来看，他似乎经历了一个高峰体验。治疗师让他仔细体会和记住这种感受，同时与现实对接。他表示这与努力有回报时的感受相类似，但更强烈，是一种能量，以后要在生活中去寻找和创造。

③第十三到十四次治疗。

在第十三到十四次治疗中，短期目标已见成效，加上小庄因工作原因要求出院，因此以展示所有绘画的方式进行全程回顾与梳理，以及进行最后一次音乐想象与讨论。小庄谈了治疗的感受和收获。治疗师表示祝贺，并鼓励其在生活中继续成长，适当复诊。

（3）阶段总结

小庄性格好强、自卑，处理人际关系、亲密关系的态度矛盾，而人际因素亦是本次发病的诱因，这与早年家庭关系、教养方式有关。在这一阶段，他的自我探索涉及了以上较核心的问题，并能与父母深谈，这有利于其康复，但治疗时间较短而他因为工作原因需要出院，因此未来还需要更多努力。这一阶段他还出现了一次自我能量体现的高峰体验，其状态较之前更为开放、自信和自我接纳。

（四）治疗效果评价

前后量表参数的对照：《汉密尔顿焦虑量表》13 分，提示焦虑症状不明显，前后变化显示其焦虑状态的改善。

治疗师的评价：来访者的焦虑状态、睡眠质量均有较大改善，并开始自我认知与接纳，踏上了自我成长的道路。

其他相关专业人员评价：主治医生认为来访者对音乐治疗比较敏感，起效快，短期效果好，但长期效果有待观察。

来访者自己的评价：我觉得好多了，偶尔上街还有些焦虑，但我会继续调整的，我很庆幸走上了成长的道路，发现了性格中的不同成分，无论是争强好胜的一面，还是温柔的一面，都是真实的自己，在和我父母的关系上还有值得改善的地方，出院后还会时常来复诊的。

（五）治疗结束／总结

这一例焦虑障碍的个体音乐治疗报告非常难得，因为精神行为障碍通常以药物治疗为主，音乐治疗起辅助作用。而本例来访者拒绝药物治疗，因此音乐治疗在整体治疗中占有最大比重，能更单纯地反映音乐治疗的实际效果。来访者起效快，仅一次治疗就显效，七周康复出院重返工作岗位，治疗师对此也有疑虑，分析原因可能有：首先，来访者日常和音乐关系密切，对音乐治疗敏感，求治欲强，学习能力强，能将治疗心得转化到日常运用中，并有一定的心理学思维和自我认知的能力；其次，这也显示出音乐治疗相对于言语类心理治疗的优势，如阻抗低、起效快、效率高、非侵入性、方式灵活、体验舒适、审美性、日常延续性等。治疗师于 3 年后在门诊偶遇来访者，其表示出院后由主治医生随访过几次，状态稳定。

三、音乐治疗干预孕期情绪障碍的案例

（一）音乐治疗干预孕期焦虑情绪

小吴今年 25 岁，是个初孕妈妈，性格比较开朗活泼。在初次见面的时候，治疗师与她简单地进行了一些交谈，对她的工作、家庭，以及现在的身心状况做了初步了解。在整个交谈过程中，小吴看起来有些心神不宁，和治疗师的目光接触水平也不高，会时不时地调整一下自己的坐姿。治疗师本来以为是座椅

不够舒适，就建议她换个靠垫，她有些不好意思地说："其实不是座椅不舒服，是害怕自己坐久了会影响宝宝的发育。"事实上她进咨询室还不到 15 分钟，并没有坐多久，看得出来她是真的很紧张自己的宝宝。

于是，治疗师打算从这点入手，跟她讨论了一些关于孕期该注意的问题，她一下子就打开了话匣子。因为是新手妈妈，什么都不懂，生怕自己的举动会影响到宝宝的健康发育。加之之前因感冒扁桃体发炎服用过抗生素，加重了她的担心。所以每次去医院做产前检查，医生偶尔的一个小提醒，她都非常谨慎，生怕出了半点差错。

在第一次做产前检查时，医生说她白带有点炎症，她竟然坐在诊室外掉了好长时间的眼泪，其实结果显示并没什么问题。后来再次去做产检的时候，医生说她身体有些虚弱，需要补充一些营养。所以一直到现在她都吃着各种补身体的食物，即使是自己不喜欢吃的，只要对身体有好处的，她都会忍着吃下去。

"胎动得厉害就紧张，没有胎动也紧张。每次去医院做检查，我都会感到心跳加快。我也知道这样不对，可就是控制不了。我也想过各种办法，转移自己的注意力。但就是放不下，有时候一夜睡不着，真怕宝宝发育不好，好累啊。"

从小吴的谈话中，治疗师找到了她的心结所在——孕期焦虑。所以，治疗师决定首先采用音乐放松训练来缓解她的焦虑情绪。在进行音乐放松训练之前，治疗师征求了她的意见，是否可以在谈话的过程中，放一些音乐，调节一下气氛。在播放音乐的过程中，她渐渐地放松了一些，虽然刻意调整坐姿的频率减少了，但是她的紧张状态还是存在。从她说话的语气和内容以及面部表情和身体姿态等方面，还是可以看出她的焦虑只是稍稍减轻了。显然，音乐已经起到了一定的作用。但是，治疗师同时也发现这种无目的播放音乐的方式收效甚微。所以在进一步了解她的焦虑根源后，治疗师建议她进行音乐放松训练，她很乐意尝试音乐放松训练。

治疗师选择了一首她熟悉的曲目——理查德·克莱德曼的经典曲目《秋日私语》。这首钢琴独奏曲描述了秋天里的童话和秋天里的温馨浪漫。在选定曲目之后，治疗师将室内的灯光调成柔和的光线。一切准备就绪，小吴以她最舒适的姿态躺在咨询室的躺椅上。治疗师开始放松训练。在音乐背景下，小吴按照治疗师的指导语进行放松，在指导语中治疗师也植入一些积极情绪的心理暗示。

治疗师的观察发现，小吴在整个放松训练的过程中，很少有大的调整身体姿势的动作，显然在放松过程中，她已经将姿势对宝宝发育影响的想法排除出了自己的脑海。小吴在放松训练之后，很兴奋地与治疗师分享她的感受，她自从怀孕以来很久没有感受到身体放松的感觉了。她觉得自己的身体没有那么沉重了，而且心情也轻松了许多。在整个过程中，她都没有去考虑宝宝的问题，而是在治疗师指导语的引导下感受着身体每个部位的放松。治疗师很高兴她的变化，但是同时也告诉她这种方法也可以在她的日常生活中使用。当然她的认知中存在的一些错误观念，如对宝宝健康过度的担忧，来源于家族有心脏病的遗传史，这些是治疗师在进一步咨询过程中需要解决的问题。初步缓解焦虑情绪这一目标在这个案例中圆满地完成了。

（二）音乐治疗干预孕期疼痛

小夕是一位对疼痛特别敏感的孕妈妈，有晕针史，随着怀孕的时间越来越长，腰痛会时常发生。她有时候恨不得吃止疼药来缓解疼痛，可是因为药物会对宝宝的健康产生影响，再疼也只能忍着，忍不住的时候也会在丈夫面前哭泣，婆婆对她有些责怪，觉得她过于娇气，以后怎么带孩子。这种情绪问题带来了更加严重的疼痛，时间久了小夕开始出现严重睡眠问题。

初次见到小夕的时候，她脸色很苍白，看起来没什么精神。她告诉治疗师，因为怀孕导致身体疼痛经常睡不好觉，所以精神也不大好。她已经尝试过很多方法来缓解疼痛，可是都没办法，有时候痛起来，完全无法站立。治疗师推荐她使用非指导性的音乐治疗方法，她觉得有些不可思议，听音乐怎么可以缓解疼痛，但是因为实在没有其他办法，她表示愿意尝试。

在进行音乐治疗之前，治疗师明确告诉她此次治疗的目的是缓解疼痛，所以注意力不能集中在身体疼痛的部位，要在这个明确的目标之上来选择与之相配合的音乐，同时也要根据音乐想象出一个主题，而这个主题当然是要围绕着治疗师的目的进行的，也就是缓解疼痛。

小夕似乎有些不明白，既然不能将注意力集中在身体疼痛的部位上，怎么又能够去想着缓解疼痛，看起来有些矛盾。治疗师告诉她，有时候只要把注意力从疼痛上转移就是一种既简单又有效的方法。她很快就明白了治疗师说的意思。她选择了常常听的一首钢琴曲《少女的祈祷》，每次听到这段旋律的时候，她想象中的情景是一个腹部微微隆起的、穿着白色长裙的长发女孩儿，置身于氧气充足的大森林中，阳光撒下来照在她光洁的额头上，她期待一个新生命的到来，很美好。

治疗师在进入正式非指导性音乐治疗之前，对她进行了肌肉渐进放松训练，放松训练的目的是让治疗师能够以更舒适的状态来进行音乐治疗，对效果有增强的作用。同时肌肉的放松也是可以缓解疼痛的。待她的身体全部放松后，她显得很享受。

"现在想象一个属于你自己的空间，这个地方可以是你最喜欢的地方，或者对你有特殊意义的地方。花一点时间等待这个地方的场景出现在你的脑海里，并且让音乐为你带来这个地方的感觉。"

"请你跟着耳边的音乐自由想象。你要反复仔细地观察你所看到的每一个事物。你眼前的少女穿着白色的长裙，裙子有多长，有什么褶皱，女孩头发有多长，想得越具体越好……对，就这样，关注每一个细节……"因为小夕在进行想象之前已经描述过自己听到这首乐曲的感受，所以根据她之前的陈述，指导语做了一些调整。但因为是非指导性自由想象，所以指导语并不多，只是做一些简单的指引，让她知道如何去想象。

大约二十分钟后音乐结束。"你不要急着睁开眼睛，先让自己保持刚才的想象，然后逐渐让这些意象消失。先让自己的身体感受一下你身下的沙发，活动一下自己的双脚和双手，伸伸懒腰，在你准备好了的时候睁开你的眼睛。"

她睁开眼睛，有些留恋地感叹："其实在放松训练之前，我还能感受到腰部的疼痛，可是因为一直在注意其他的地方，所以渐渐地竟然感受不到疼痛了。我看到了一个金发的少女站在许愿池边默默祈祷，仿佛就是看到我自己在暗暗祈祷不要再痛了，祈祷宝宝平平安安的，我看到她乌黑的双眸……几乎都忘记自己在治疗室……真的是很神奇……"

治疗师给她简单地介绍了音乐镇痛的原理，并建议她每天在睡觉前自己进行一些音乐的调适，可以尝试不同的音乐、不同的想象。她接受了治疗师的建议。之后的日子，她用音乐帮自己度过了难熬的疼痛阶段，根据她的反馈，她的腰痛频率减少了，而且疼痛感受也没有那么强烈了。

第三节　音乐治疗干预中青年群体障碍的理论建构

一、演奏、谈论、倾听

在没有疾病因素或者年龄条件限制的情况下，对成年人的音乐治疗工作是一个演奏／聆听的工作。相应的，对他们进行音乐治疗，就需要提供具体的音乐治疗的方法。在发展心理学的理论当中，一个人有多大年龄，常撇开实际年龄不谈，因为经常是有偏差的。

二、角色扮演

对于音乐治疗来说，所谓的"非语言方法"具有巨大的意义。莫雷诺补充了自发行为的多义性，因为他已经将身体理解为无意识的记忆库了。他把在治疗互动中的角色扮演和即兴戏剧的形式看作积极作为，活跃的音乐治疗方法也基于此。

三、结合音乐治疗

早在 20 世纪 70 年代之前人们就已经知道，在自由的即兴演奏中，个体音乐治疗和集体音乐治疗经常上演无意识的角色扮演，扮演的角色中出现了家庭成员。在移情与反移情的框架内，这些是根据精神分析的知识进行阐释的。有意识的角色扮演（如治疗师扮演母亲，患者扮演自己）符合规则的，被作为非语言的音乐治疗的干预形式。

四、声响唤起情绪

在视觉层面，如乐器有多大？在形式和颜色上有怎样的审美？有多新？有多旧？怎样移动？

在听觉层面，声音具有说服力：如锣是有力量的，一个小笛子是刺耳的，钢琴能提供多种声音可能性等。乐器的声音常常会唤起联想，这些联想会让情绪变得多彩起来：如口琴会让人回想起在路上的感觉，钢琴会让人想起母亲和圣诞节等。

第八章　音乐治疗干预老年群体障碍

本章主要介绍老年群体可能存在的各种障碍，指出音乐治疗对老年群体障碍的干预作用，分析音乐治疗干预老年群体障碍的临床应用案例，最后对音乐治疗干预老年群体障碍进行理论建构。

第一节　老年群体的可能性障碍

一、中枢神经系统

中枢神经系统是身体的沟通中枢，包含了脊髓神经及大脑。随着时间的流逝，大脑出现了组织和功能的改变，以及记忆与认知的改变。神经老死后并不会再生，因此脑部组织从幼儿到老年有必然的损耗。在一个人九十岁时，脑部的损耗会高达 10% 到 12%。损耗并非平均地散布在大脑中的，一般局限在大脑皮质层（这个区域负责思考、记忆，以及其他复杂的认知历程）与一些掌控听觉、视觉及感官运动功能的区域。神经单位的减少将会造成短期记忆、运动神经协调、耐力以及吸收新信息能力的障碍。视力及听力的敏锐度也可能会受到牵连。大脑内电化学活动的改变可能导致反应能力的降低，以及反应时间的延长。

研究指出，在老年期大脑可以持续发挥高度功能，它在具有趣味性及挑战性的环境中会持续创造新的神经中枢联结。

二、感官系统

味觉、嗅觉、视觉、听觉、痛觉及触觉均包含在关于环境的信息累积上。伴随人的逐渐衰老，这些重要感官知觉的效能也会减弱。

随着年龄的增加，人们接受咸、甜、酸、苦的味觉能力会降低。这种味觉的损耗是由味蕾数量的减少，以及唾液数量的减少造成的。这会降低老年人对于食物的兴趣，从而会导致老年人营养失调以及体重减轻。

嗅觉能力会在中年后衰退。嗅觉细胞的损耗可能来自老化的过程，或是被长期吸入的物质破坏。研究指出，对于大量气味的接受度也随着年龄而降低。

眼睛在老化过程中会发生显著改变，包含眼睛中细胞的退化、流到眼睛里的血液会减少，以及眼睛周围组织的脂肪减少。此外，角膜也会变得不圆滑，视力降低。这些改变会经历很长一段时间，显示出视力的损耗。

人们大约在四十岁后，听力便开始逐渐衰退。大概到了七十五岁，50%的人听力会有明显的损耗，这会让人产生挫折与疏离的感觉。一般来说，女性比男性的听力更敏锐，听力丧失也是比较少的。

跟年龄有关且会影响听力的变化大多发生在内耳。一个例外就是耳道内的耳垢堆积。耳垢会随着年龄增长而变得难以清除。如果没有定期除垢，耳垢会导致人们听不到低频音从而造成言语理解的障碍。中耳内的鼓膜（耳膜）变薄以及三个听小骨（锤骨、砧骨、镫骨）钙化也可能会发生，通常这只会稍稍损害声音的振动传到内耳，不太会影响到听力。

听神经是位于内耳的组织。耳蜗跟听觉有关，而前庭组织控制平衡感。年龄超过四十五岁的人，这两个区域内的纤维会老化，而导致听力受损以及与平衡相关的问题。跌倒便是老年人常见的问题。

痛觉是一种警告，表示内、外环境里的某些东西正给身体造成伤害。大部分的痛觉接收器位于皮肤表面，或是位于肌肉、肌腱、关节、结缔组织、器官里。有些研究已经显示，当人变老时，痛觉感受的能力会衰退。其他研究则发现，痛觉敏锐度随年龄增加而增加。还有调查指出，从年轻到老年，人的痛觉阈值只有些微改变或没有改变。

温与冷的接受器也位于皮肤表层。当人们上了年纪，维持体温恒定以及温度变化调节的能力会减弱。就算在正常环境里，某些老年人也会发生低温症，即体温明显降低到正常体温以下的情形，多加几件衣服即可达到舒适的效果。

三、肌肉骨骼系统

脊柱随着年龄增长会变得弹性降低且多被压迫，这是防止脊椎骨受伤的椎间盘变形之故。弯腰驼背的姿势是因为脊柱里的韧带和柔软纤维钙化(硬化)了。骨头随年龄增长而失去弹性导致老年人易骨折。骨质钙流失在老年人中普遍存在，女性比较容易受到影响。女性到了七十岁的年纪时，可能从骨骼系统里会流失掉高达30%的钙质。在有些案例里，雌激素和钙疗法对于减缓人体骨骼的钙质流失是有效的。

皮肤、头发和指甲也随着人的年龄的增长而改变。皮肤失去弹性，产生皱纹，受伤后愈合的时间变长，头发掉落（男性比女性更普遍）或变白，指甲变得易碎、褪色、坚硬，长得更慢，有时还会裂成好几块。

四、心脑血管系统

血液成分很少会随着年龄而改变。血量仍旧稳定，直到八十岁左右，血量会减少一些。骨髓的减产让血细胞诞生的速度迟缓，但这通常不是问题，除非有大量出血。

老年人的心脏大小一般会跟中年时期大致相等，但也可能因为肌肉质量降低而稍稍变小。其他结构上的变化包括心内膜变厚，血压有升高的趋势，供给肌肉的氧气减少而导致肌肉活动局限。

血管随着年龄增加也会有所变化，如血管壁的弹性变差。因为脂肪沉积使动脉内径变窄，静脉壁会增厚，二者皆会使血压升高。

五、呼吸系统

当一个人渐渐变老时，呼吸系统的效率会明显降低，后果之一是肺的损伤，如肺气肿。胸腔壁的结构性改变，肺的弹性降低，气管、支气管、胸廓的硬化都随年龄增长而来。当这些改变合并到循环系统、肌肉系统时，维持并运送氧气到血液的能力便会降低，容易引发人体疲劳，使人活力降低。

六、消化系统

正常来说，老年人个体的消化系统运作不错。结肠或其他消化道区域的癌症则是严重得多的疾病。

结构性改变包括牙齿脱落、牙周病和唾液分泌不足等，会使咀嚼与吞咽变得困难。胃和肠内较少酵素的分泌会阻碍消化，大肠容易发炎。研究指出，肝、胰腺、胆囊在大多数的老年人身上仍能维持正常的功能水平。

七、内分泌系统

当一个人变老时，内分泌系统维持均衡状态的能力一般会有轻微改变或没有改变。由免疫系统制造的激素变少则会使老年人降低对疾病的抵抗力。

八、心理疾患

①忧郁。忧郁的发生率随年龄增加而提高，超过六十五岁的人估计有20%到45%的比例罹患此症。忧郁的症状包括睡眠困扰、自尊心丧失、慢性疲劳、无法专心、易怒，以及社交退缩等。其他特征包括思考阻碍、扭曲的人际关系，以及无助感。老年人的忧郁会因环境因素而恶化，这些因素包括失去配偶、亲戚与朋友，搬家，还有失去活力与失去曾是日常生活一部分的心智和活动能力。幸运的是，忧郁症通常使用药物和心理治疗便能有较好的疗效。

②妄想。我们之前曾认识到，妄想是一种精神疾病的症状，其特征有思绪、心情及性格上的紊乱。对于老年人来说，这可能起因于感觉丧失、孤立或生理疾病。

③焦虑症。焦虑症状通常伴随忧郁和器质性疾患，这种情形通常是暂时性的，通常由担心生理疾患、地点的变换、孤立，或被送到养老院所引发。这些症状包括惧怕感、阵发性哭泣和无助感等。

第二节　音乐治疗干预老年群体障碍的临床应用案例

我们以部分老年人群体存在的言语障碍为例，介绍音乐治疗的应用方法。

一、音乐治疗干预言语障碍的方法

音乐治疗针对言语障碍的干预方法主要包括旋律发音治疗、音乐语言刺激、治疗性演唱、节奏性语言提示等。这些方法主要运用于由脑卒中引起的失语症、构音障碍及言语失用症的患者，对于言语的发音训练、有效语音发音训练、语言的流畅性、自发语引导有较为明显的疗效。

（一）旋律发音治疗

旋律发音治疗，又名旋律音调治疗，是指使用语言中音乐的元素，包括旋律、音高、节奏、调性，充分利用患者原有的歌唱能力来提高其语言表达能力的方法。旋律发音治疗的效用机制是通过语音、语汇中音高及旋律的因素来实现语言表达的治疗目的。旋律发音治疗通常适用于单侧左脑布洛卡区损伤，有适度的听理解能力，语言表达障碍严重，精确表述困难，单字模仿重复性差，但在演唱熟悉歌曲时可清晰提取出词语的患者。同时，患者需要具有良好的治疗动力和注意力且情绪稳定。

旋律发音治疗运用语言发音中的自然音调对应音乐中的乐音音高，配合以音程、旋律模唱及调性训练，来帮助非流畅性失语患者进行语言康复。从患者发出单音，发展到发出 2～3 个音节的词组，直到完成包含有 5 个以上音节的短句，其干预的过程都在音乐伴奏及乐音提示下完成，最后脱离音乐能够以正常语速说出。

例如，在汉语普通话旋律发音治疗中，两字类的应用性语言的句子一般由 2～3 个音节组成。由于汉语四声的语言音高特点，汉语旋律发音治疗中的"旋律"由句子语汇中带有的自然音高决定。如在引导患者与人日常问候时的语句"你好"的表达中，假如患者自身嗓音的自然调性确认为 C 调，那么"你好"即可用 C 大调大三和弦的音高旋律"mi—sol—do"表达。其中"mi—sol"可表示"你"的三声的自然音高，"do"可表示"好"三声尾音的自然音高，以此类推。治疗师在根据患者自然语音音调确认调性和语音旋律时，要根据设定的短期目标来进行训练，实时观察患者模仿的情况，以随时调整治疗方法。

（二）音乐语言刺激

音乐语言刺激是指使用音乐或歌曲当中重要的"刺激"作用来引导患者的"自发语言"。音乐语言刺激利用音乐或歌曲的记忆片段容易被唤起的特点，通过音乐"填空"的方式来引导患者的自动歌词反应。在训练的过程中，治疗师要逐步引导患者由无意识的自发语言或近似音，转化为正常的语言表达。音乐语言刺激在认知功能较好，但伴有非流畅性失语、命名性失语的患者中疗效较为显著。如在帮助患者进行常识性练习的治疗过程当中，如果患者能够意识到，但却不能够完整说出此时季节的名称，则可以用《大约在冬季》《四季歌》等此类歌曲，引发主题语言刺激。主题语言刺激多用于引导患者进行时间、地点、人物的叙述性表达，随着治疗进程的推进，当患者能够按计划完成治疗目标时，则可以提高目标水平，增加主题语言的表达。

（三）治疗性演唱

治疗性演唱是在患者已实现表达的词语基础上进行的改善发音的方法，以此帮助患者进行控制性练习，来提高患者语音发音的流畅性和词语发音的准确性。一首完整的歌曲作品通常包含音乐的基本元素——音高、音值、音强、音色，以及构成歌曲作品的节奏、节拍、音程、旋律、歌词等，配以歌曲不同伴奏音型的和声，以及固定的调性，形成一首完整的音乐作品。言语障碍的患者在演唱由治疗师指定或自己选择的歌曲时，应在治疗师的引导下，结合声乐作品中歌词的语音、语汇，将歌曲完整地演唱出来。如出现歌词演唱不完整，或口部肌肉运动不协调的字音，音乐治疗师需要随时调整治疗方法，综合运用旋律发音、主题语言刺激、语音模仿等方法引导患者实现完整演唱。治疗性演唱也同时部分适用于患有呼吸功能障碍、构音障碍的患者。音乐治疗师可根据疾病种类设定不同的康复目标，予以治疗干预。

（四）节奏性语言提示

对于由于脑部器质性原因造成言语速度偏快或偏慢的患者，音乐治疗师可以通过应用放松训练的方法来调整患者说话的节奏和速度。采用击打固定节奏或使用节拍器固定节奏的方法，可帮助患者的言语符合训练的目标速度，这是节奏性语言提示的主要干预手段。对由于器质性原因造成语速偏快的患者来说，放慢节奏可以对言语发音清晰度、言语韵律模式、口唇肌肉控制、气息控制有帮助。治疗师在此过程中不仅可以使用节拍器，钢琴、吉他、尤克里里等伴奏乐器同样可以起到节奏性提示的作用。此类乐器音乐性更强，患者参与度更高。在适当速度的调整下，患者语音发音的清晰度也会有所提升，这可改善患者语言的可理解性。

（五）音调发声治疗

音调发声治疗是类似声乐中发声训练的治疗方法，主要适用于构音障碍中辅音发音不清、个别整体认读音节发音不清、脑损伤造成语音音调单一和言语交流时无明显四声变化的患者。治疗师在训练的过程中以钢琴或吉他为伴奏乐器，将训练目标设定为非常具体的辅音单音训练，或近似辅音之间的变换练习，以此来训练患者口、唇、舌及颜面部肌肉的运动协调能力。例如，在治疗由右侧脑梗/脑出血引起的语音音调单一的患者时，如经评估发现患者在辅音"b""p"及其他类似音节中有构音障碍的情况，即可采用在变换调性伴奏下进行的"bo—po—bo—po—bo"的发音练习，同时以半音级进换调的方法进行发音治疗。

二、音乐治疗干预言语障碍的案例

（一）治疗前期准备

1. 收集信息

（1）基本资料

患者安启凤（化名），男，68岁，主因右侧肢体活动不利伴言语不利以脑梗死恢复期收治入院。

（2）现病史

患者于2019年3月5日睡觉1小时后发现右侧肢体无力伴言语不清，无意识障碍，无恶心呕吐及大小便失禁，半小时内急查头颅 CT 显示，颅内未见明显出血及梗死病灶。随着患者症状逐渐加重呈嗜睡状态，考虑脑梗予以静脉输液溶栓。溶栓后患者症状未见明显改善，次日复查头颅 CT 显示，左侧大脑半球大面积梗死，予以脱水降颅压营养神经等保守治疗。发病第三天（2019 年 3 月 7 日），行左侧大面积额颞顶开颅去骨瓣减压术，术后患者呈浅昏迷状态，呼唤可睁眼，继续予以药物治疗。患者意识逐渐清醒，可自主睁眼，无言语表达，右侧无肢体活动。发病两周后行颅内修补术，并予以药物治疗、物理治疗、作业治疗、语言治疗等康复训练。患者逐渐好转，目前言语欠清，右上肢无主动活动，可独立站立，为求进一步治疗入院。

（3）既往史

患者否认高血压，有糖尿病病史十余年，未见规律服药及监测，此次发病后 24 小时动态心电图发现阵发性房颤，治疗情况不详。患者否认乙肝结核等传染病，否认重大外伤手术输血史，否认食物药物过敏史。

（4）个人社会生活史

患者生于原籍，否认长期外地居住史，否认疫区接触史，已婚，配偶体健，育有一子一女，子女体健。

（5）家族史

患者父亲患有糖尿病，母亲患有高血压。

2. 初评估

患者在家属的陪伴下进行了音乐治疗初评估。患者相关检查配合，呼其名有单音应答，视觉能力能可，与人交流时有目光对视，可根据视觉信息提示完成操作模仿指令。患者听理解能力弱，对简单封闭式问题可以理解并做是否回答，对复杂问题不能理解亦不能回答，可完成一步听理解指令，两步以上指令不能完成，长时记忆力弱、短时记忆力弱、瞬时记忆力弱、对事物再认再现能力弱，数理计算能力弱，时间定向力弱，空间定向力弱。患者认知评估待查。

经《中国康复研究中心汉语标准失语症检查量表》测试得出：患者仅可模仿 6 个单韵母、3 个复韵母，声母大部分不能模仿发音，在演唱熟悉的歌曲时可提取部分语音信息。

《美国国立卫生研究院卒中量表（NHSS）》语言评级 2，严重失语。

经《西肖尔音乐能力测试量表》测试得出：患者既往对音乐较为喜好，乐音分辨力尚可，可分辨噪音与乐音，可根据给出乐音音高进行高度模仿，可模打基本单位拍节奏（2/4 拍，两小节），调性感尚可，在演唱熟悉的歌曲时可根据旋律提示转换调性，可跟随无旋律伴奏转换调性，既往熟悉音乐认知信息可在无提示下部分完全再现，音准、节奏、节拍、调性均正确，歌词部分再现，命名信息不能再现，音乐感受力尚可，在聆听不同音乐作品时可正确示意关于速度、风格的封闭式提问。

患者声音音量尚可，发音自然音量，男中音音域。

印象诊断：脑梗后非流畅性失语症、构音障碍、认知障碍。

治疗建议：旋律发音治疗，口唇运动发音训练，音乐定向力训练。

（二）治疗计划制订

长期目标：

①提高主动语言表达能力；

②提高对话交流能力；

③提高认知定位能力。

短期目标（第一周）：

①患者在连续三次治疗中可完成"你好"两字句五次；

②患者在连续三次治疗中可完成"老师，你好"打招呼用语五次；

③患者在连续三次治疗中可完成"我叫安启凤"的应答五次；

④患者在连续三次治疗中可完成"（今年）六十八岁"的补充五次；

⑤患者在连续三次治疗中可完成"今年六十八岁"的完整应答五次。

（三）治疗干预实施

1. 第一次治疗

（1）治疗日期

认知信息定位：由治疗师告知患者今天是 2019 年 6 月 1 日，星期六。

（2）目标语言

问候语"你好"。

发音训练：如谱例 8-2-1 所示，如根据音域进行"a""ao""yi"的口唇模仿发声训练。治疗师（T），患者（P），对训练内容反复练习，直至达到第一个短期目标。

谱例 8-2-1：

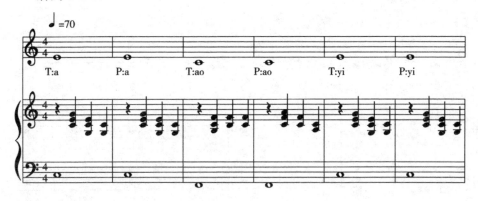

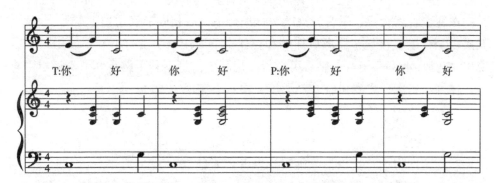

患者可以在治疗师有旋律伴奏及无旋律伴奏下跟随模仿说出"a""o""i"三个单韵母五次以上；患者可以在有旋律伴奏及无旋律伴奏下跟随模仿说出"你好"五次以上；在逐步脱离旋律、乐音音高的音程进行中可以相同节奏说出"你好"五次以上；患者可在自然语境无提示下完成"你好"对话一次。

2. 第二次治疗

（1）治疗日期

时间定向力信息：由治疗师告知患者今天是 2019 年 6 月 2 日，星期日。

（2）目标语言

问候语"老师，你好"。

目标语言训练：如谱例 8-2-2 所示，根据"老师，你好"的汉语发音自然音调规律设计适合患者音域的旋律语言练习谱例，内容反复练习，直至达到第二个短期目标。

谱例 8-2-2：

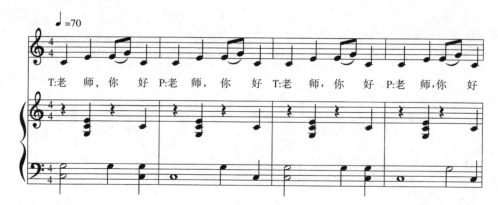

患者可以在治疗师有旋律伴奏及无旋律伴奏下说出"老师，你好"五次以上；在逐步脱离旋律、乐音音高的音程进行中可以相同节奏说出"老师，你好"五次以上；患者在逐步脱离旋律的和弦伴奏下可用利手击打不利手以相同节奏说出"老师，你好"五次；患者可自行使用利手击打不利手按自然节奏说出"老师，你好"三次；患者可在自然语境无提示下完成"老师，你好"对话一次。

3. 第三次治疗

（1）治疗日期

时间定向力信息：由治疗师告知患者今天是 2019 年 6 月 5 日，星期三。

（2）目标语言

第一人称代词"我"及姓名介绍"我叫安启凤"。

目标语言训练：如谱例 8-2-3 所示，根据"我叫安启凤"的汉语发音自然音调规律设计适合患者音域的旋律语言练习谱例，内容反复练习，直至达到第三个短期目标。

谱例 8-2-3：

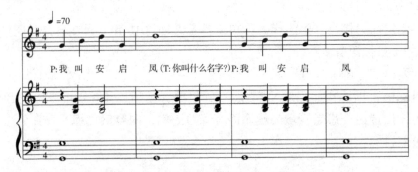

患者能完成主动应答五次，并能够回答治疗师设定的问题。"你叫什么名

字？"患者回答："我叫安启凤。"患者可理解治疗师设定问题的意义，在有旋律音高提示条件下可回答"我叫安启凤"五次。

在无旋律、和声伴奏的条件下可完成"我叫安启凤"回答五次。在无乐音、节奏击打的提示下可完成"我叫安启凤"设定问题匹配的答案。

4. 第四次治疗

（1）治疗日期

时间定向力信息：由治疗师告知患者今天是 2019 年 6 月 6 日，星期四。

（2）复习

复习前三次训练内容，重复问候语、人称代词及姓名表达。

目标语言：年龄"六十八岁"。

完成补充训练：今年"六十八岁"。

目标语言训练：如谱例 8-2-4 所示，根据"六十八岁"的汉语发音自然音调规律设计适合患者音域的旋律语言练习谱例，内容反复练习，直至达到第四个短期目标。

谱例 8-2-4：

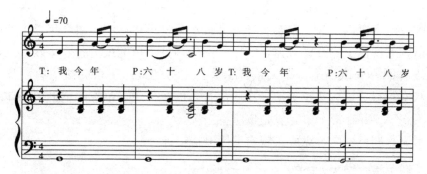

治疗师："安启凤你好，您今年多大年纪了？"患者："六十八岁。"

患者能完成主动应答补充回答"六十八岁"三次，并能够回答治疗师设定的问题："您今年多大年纪了？"患者回答："六十八岁。"患者可理解治疗师设定问题的意义，在有旋律音高提示条件下可回答"六十八岁"目标语言五次以上。在无旋律、和声伴奏的条件下可完成"六十八岁"目标语言回答五次以上。在无乐音提示、节奏击打提示下可完成应答"六十八岁"目标语言三次，在脱离音乐的条件下需治疗师辅助，并在提示下完成完整应答。

5. 第五次治疗

（1）治疗日期

时间定向力信息：由治疗师告知患者今天是 2019 年 6 月 7 日，星期五。

（2）复习

复习前三次训练内容，重复问候语、人称代词及姓名表达。

目标语言："我今年六十八岁"。

练习重点：包含第一人称"我"，时间定向状语"今年"，表达内容信息"六十八岁"。训练内容为七字句，根据语言康复的三个级别，五到七字句为具有社会学意义表达的句子，内容包含完整的现实定向信息，对于患者认知定向力、主动语言表达均有康复作用。

目标语言训练：根据"我今年六十八岁"的汉语发音自然音调规律设计适合患者音域的旋律语言练习谱例，内容反复练习，直至达到第五个短期目标。

治疗师："安启凤你好，您今年多大年纪了？"

患者："我今年六十八岁。"

患者能完成主动应答"我今年六十八岁"五次，并能够回答治疗师设定的问题："您今年多大年纪了？"患者回答："我今年六十八岁。"患者可理解治疗师设定问题的意义，在有旋律音高提示条件下可回答"我今年六十八岁"目标语言五次以上。在无旋律、和声伴奏的条件下可完成"我今年六十八岁"目标语言回答五次以上。在无乐音、节奏击打的提示下可完成应答"我今年六十八岁"目标语言句子五次，在脱离音乐的条件下需治疗师辅助按节奏击打患者不利手，并在提示下完成完整应答三次。

本周短期目标内容完成，制定下周治疗目标。

（四）治疗结束／总结

本案例为较典型的左侧脑梗后恢复期非流畅性失语症的语言治疗案例。以上的记录介绍了患者的现病史、既往病史、个人社会生活史，并做了详尽的病程治疗记录。由于本案例患者是较为典型的非流畅性失语症患者，同时伴有一定认知障碍，因此治疗目标侧重于使用神经学音乐治疗中针对言语障碍的治疗技术对患者进行语言及认知的康复。本案例以信度、效度较高的《美国国立卫生院卒中量表（NIHSS）》中言语障碍的评级作为参考初评。采用定性音乐能力评估量表《西肖尔音乐能力测试量表》，对患者的音乐能力做了初步测定。

旋律发音治疗是一种针对严重的非流畅性失语症病人使用的语言生成治疗方法，通过使用旋律性的语调和节奏来恢复语言功能。20 世纪 90 年代，美国神经学会将旋律发音治疗判定为对布洛卡区失语症患者有潜在疗效的治疗方法。该治疗方法适应证概括为以下几点：①左脑脑梗或脑出血；②主动语言少，或者表达欠流畅；③在演唱熟悉歌曲时能偶尔表达出个别单字或词汇；④语言模仿重复能力弱；⑤听觉尚可，有一定理解力；⑥有表达意愿；⑦配合良好，情绪稳定，注意力尚可。

本案例中的患者符合以上适应证诊断标准，考虑到患者在患有非流畅性失语症的同时还伴随一定程度的认知障碍。因此将音调发声治疗、旋律发音治疗、音乐语言刺激、节奏性语言提示、治疗性演唱、音乐认知定位综合运用于患者的语言康复治疗中。例如，在诱导患者发出"a""i"等母音时，治疗师使用的音乐伴奏及引导技术就包含音调发声治疗和口唇部运动训练。在引导患者以语言的自然音调模仿唱出并说出"你好""老师，你好"姓名、数字、地点、时间时则侧重于旋律发音治疗，同时在进行补充填空对话时使用音乐语言刺激、节奏性语言提示等方法。在患者完成得较为理想的时候，治疗师还会引导患者演唱自己熟悉的歌曲作为奖励机制，因此也使用到治疗性演唱的方法。

第三节　音乐治疗干预老年群体障碍的理论建构

几乎一半的医疗服务需要提供给老年人。老龄化本身并不是一种疾病，而是一个自然的过程。因此，我们必须要了解哪些音乐治疗的方法尤其受老年人欢迎。

一、内心的和解

根据精神病理学的问题与分类，因老年人的心理、病理问题无法从根本上与其他年龄组进行区分，所以音乐治疗法可以在精神病理学和精神病学的框架内以合适的方式引进。它可以针对冲突（未处理生活问题）进行处理。为此它可以在内部帮助老年人与衰老的阶段进行和解，发掘出这个生命阶段中的新兴趣，并且去发现有质量的生活经验，进行有成果的社会投入，最终为生命的最后阶段（与生命告别）做准备。

来自精神病理学发展的、由年老而引起的特殊光彩，应该通过音乐治疗予以体现，老年人的具体经历为团体音乐治疗提供了如集体治疗的可能性，也促进了老年人与社会的接触和沟通。共同即兴演奏会让人感觉处于生活的中心，与其他人紧密相连。同时，老年人与团体里成员的冲突也可以作为主题，通过相应的音乐治疗来进行干预。失落感对于老年人来说总是占主要地位的，这不仅是由于自身能力的减弱，也有周围人相继离去的原因。哀悼工作如果可能的话也可以在团体内部举行，常常需要单一的音乐治疗。

二、社交能力

音乐治疗经验的流畅性和冲击性能抵抗在心理学病理学表象中一些老年人的僵化状态倾向，主要是在除熟悉者之外，还有新的不熟悉者进入的时候。在群体气氛中的学习会促进老年人思维的敏捷性发展，满足老年人的精神以及社会的需求。

三、歌曲和歌唱

在音乐治疗中，歌曲对大多数老年人而言扮演着重要的角色。这首先有技术上的原因，当今通过媒体呈现出音乐的过度供应，代表了音乐的发展。在第二次世界大战之前，个人的清唱声音，各种团体的合唱，当然还有独自在日常生活中为自己歌唱，是通向音乐的最重要的途径。许多人没有机会学习乐器，或者没有钱去学习媒体技术。有太多的歌曲，尤其是歌剧和流行音乐被人们接受并以多种方式演唱。20世纪30年代至40年代的电影中也包含了一些非常流行的歌曲，它们塑造了人们的日常生活。随着20世纪60年代第一个摇滚明星的衰老，宽音域的音乐疗法将越来越多地出现。

四、重新激发

重新激发是刺激思考和口语互动，以及增进社交技巧的一种技术。仍有口语技能的患者是这一计划的最佳选择。重新激发在使用时间短与高度建构式的小团体中最有效用，讨论所选择的主题是客观且无争议的，通常集中于与患者过去或当下所处环境相关的主题上。举例来说，治疗师也许引领一个关于当前事件、艺术或音乐的讨论，如剪报、照片、衣着或音乐等道具，都可用来引发讨论。音乐在重新激发方案中是一个有效的成分。它可以提供动机，创造情绪，或引导特殊主题。举例来说，如果讨论集中在第二次世界大战这一主题，当时的音乐就可以用来协助引出情绪，诱发回忆，以及刺激讨论。

五、现实导向

现实导向运用信息反复的方式去引导迷惘和混乱（如可能不记得一天的时间、居住地方或人名等信息），但仍能察觉周遭事物的患者。现实导向的目标在于提供患者生存环境中精确且一致的信息，降低机构化效应，增进患者自我察觉，提高其独立性。

现实导向融合了时钟、日历和现实导向板（包括年、月、周、气象和即将到来的节日）的使用，以帮助患者记住环境中重要的信息。与重新激发相似，现实导向最常在团体中被使用。此技术对患有因中风、脑伤或血管型失智而暂时或波动混乱的患者最有效。现实导向对于罹患不可复原性脑病（如阿尔兹海默症）的患者较无效用。

六、其他音乐治疗的考量

我们需要关注的是许多老年人罹患渐进式疾患，如阿尔兹海默症，因而并不会有显著的进步，而且最后功能会退化。虽然这会让治疗师感到沮丧，但记住他们能够使患者的生活质量有着不同的改变仍是重要的。因此，功能退化的患者也能被施以音乐治疗服务。音乐治疗技术提供了有效、安全、乐在其中的方式，使这些患者消除社会隔离，促进沟通成为可能。

手持式敲击乐器和音槌敲奏乐器（小鼓、铃鼓、沙铃、木琴、钟琴）甚至能有效地使用在那些极低功能者的身上。对于仍有说话能力的患者来说，歌唱能提供给其美好的情绪和社会发泄途径，如果用心选择音乐的话（音量不要太大、节奏不要太快）。

给予重度功能退化患者音乐，不论是现场或录音，皆能获得令人满意的效果，包括声音反应、眼神接触、动作反应，以及情感举动（笑、哭）等。无伴奏的歌曲对失智症晚期的患者特别有效。其他有用的音乐体验包括使用手鼓和舞蹈的简单韵律活动。随着失智症的病程深入，节奏和歌唱必须极度简化（如用哼唱代替歌唱，或让患者原创节奏，而非局限在决定好的模式里）。

在阿尔兹海默症的后期，重度功能退化患者也许无法认出地点、时间，甚至所爱之人熟悉的面孔。接受患者他或她这个人，当个同理倾听者，并试着去理解他或她的观点。确认治疗帮助治疗师了解并诠释重要感受，这是一个有用的途径，能帮助患者减轻压力，亦能帮助患者恢复价值感与健康。尽管我们已经找出机构里高龄族群治疗上的一些重要的音乐运用，但仍有许多未竟之事。未来随着老年人口的增加，复健技术必须跟上社会发展的脚步。

第九章　音乐治疗干预生命最后阶段障碍

本章主要介绍人在生命最后阶段可能存在的各种障碍，指出音乐治疗对这些障碍的干预作用，分析音乐治疗干预生命最后阶段障碍的临床应用案例，最后对音乐治疗临终关怀的方法进行理论建构。

第一节　生命最后阶段的可能性障碍

一、智慧与经验

在当今社会中，人们并不很重视生命的最后阶段，且这个阶段越来越远离人们的意识和视线。但在原则上，它像生活中的其他任何阶段一样，除了有困难和痛苦，也有自己的精彩，这一阶段的人们拥有智慧、经历、故事以及精神财富，并将其传递给下一代。此外如果被允许，一个人能体验在他的整个生命期间最为深刻的生存经验。有尊严的死亡是一种人权，这些是命运的恩赐。

生命最后阶段的发展任务是以丧失经验为主题的。能力的丧失最重要的体现是，身边同代人的相继离世，以及与喜爱的人——朋友及爱人的告别。暂时性的、逃脱式的以及有限寿命的意识在这个阶段达到最高点。

二、隐退

在通常情况下，人可以同自己以及亲人一起面对这种生命终结的情况。在通向死亡的过程中，人与人之间真正的接触很重要——这其中包括与亲人和朋友的告别。

三、未了心愿

许多人在解决问题的过程中受阻于未了的心愿，那么专业的帮助可能是相当合适的。各种形式的治疗要对有尊严、平和而又满足的死亡有所帮助，如亲人和专业人员的在场可以明确地以"非语言形式"发生作用。在死亡过程中，认知加工的语言性需求越来越不重要，其他感官及感觉的表达加工越来越重要。这些就是音乐治疗已经在临终关怀的实践中被验证的原因所在。

四、高龄

人生在这个阶段的身体和精神状态可能是非常不同的。有些高龄人群有超乎寻常良好的身体状况和精神状况。在美国的一项调查中，有30%的受访者是年纪在80～90岁之间的老年人，他们的健康状况显示为"非常好"，另外30%显示为"良好"，这个结果在德国的高龄人群中也同样适用。预期寿命的增加通常与较好的健康情况相辅相成。

这个年龄群的每个人最终必须处理生命力明显下降的问题，及伴随着连续的或突然出现的局限性，告别以往的生活习惯和生活品质。他们的注意力将越来越转向健康的生活方式，以抵消潜在的疾病。在这个年龄阶段，健康的生活态度也属于健康的生活方式。健康的生活态度是指，能够带着愉悦和平静的心情承受这个年龄的负担。这些在很大程度上也依赖于周围环境的态度。老年人处于一种怎样的关注下？他们是被看作生活经验的奉献者呢，还是作为时代的多余负担呢？

无论如何，将死亡当作敌人的这种立场会造成长时间的死亡压抑，也就是说在他面前长时间呈现敌人的画像，他必须不惜一切代价地取胜，至少尽可能延长时间。精神科医生、心理咨询师和心理学家，我们医疗系统的专家曾经是这个集体压抑中的一部分。他们曾经恰好在人们的外部生物的、心理的、情绪的、哲学的以及灵魂的危机中，完全不受治疗引导的支配。

音乐治疗对临终患者的作用主要表现在以下几个方面：一是音乐能多方面刺激大脑皮层，促使大脑皮层产生新的兴奋灶，同时能促进患者消化道的活动，加速体内废物排出，有利于疾病的康复；二是优美的旋律能唤起患者愉快的记忆和情感，引起人们的生理上共鸣、感情上的激发、情感上的陶冶和哲理上的启迪，还能激发潜能，以达到心理学中的暗示、移情、诱导、幻想等治疗作用；三是音乐对中枢神经有直接影响和抑制作用，从而能调节情绪，达到镇痛、催眠等效果。

五、心理阻抗

音乐治疗师与临终者建立医患关系的过程中一般都会遇到一定的障碍。因为大部分临终者在最后的阶段并不希望见到任何陌生人，所以他们在与音乐治疗师初期相处的时候会存在较为严重的心理阻抗，这个阶段要求音乐治疗师具有一定的耐心，前期最好经由临终者家属介绍，然后才能逐渐介入临终关怀的实质阶段。

在通常的情况下，家属在得知临终者即将不久于人世的消息以后，都会对临终者做一定程度的隐瞒，这种隐瞒实际上几乎所有的临终者都能通过家属的过度关怀和平日来往不多的亲友陆续探访而明显地感觉到，但临终者和家属两方面都为了照顾对方的感受，始终缄口不谈，反而加深了临终者本人在心理上的孤独感和恐惧感。所以音乐治疗师首先需要进行沟通的是临终者的家属。

音乐治疗的临终关怀在具体实施以前，需要对临终者的体能、认知、情感、情绪做一定的评估，尽量选择在临终者体力充沛、没有躯体疼痛和休息良好的情况下进行，尤其是对于那些体力微弱的临终者，音乐治疗师最好选择聆听类的技术或是歌曲技术，而不要选择需要体力演奏乐器的器乐治疗技术。

第二节　音乐治疗干预生命最后阶段障碍的临床应用案例

一、案例介绍

M 先生，83 岁，患有胰腺癌已经无法进行手术了。他在第一次婚姻中所生的两个孩子已经失去联络了。现在他的第二任年轻的妻子负责照顾他。再婚所生的女儿刚刚完成她的学业，而且令 M 先生难过的是女儿才刚刚订婚，他的身体状况就变成这样。此外，他并不相信这诊断，而且经常希望有医生陪伴在身旁。要他面对死亡困难重重，他也因此而愤怒不已。

二、音乐治疗过程

（一）《朱庇特交响曲》

在第一个小时的疗程中，M 先生经过一番长谈之后，借由莫扎特《朱庇特交响曲》的帮助，就已经能够释放出他的悲伤了。这首交响曲基于其多层次感和深刻性，既能使人联系到当前的状况，又能使人转换到一个令人释怀的气氛中。因此，M 先生缓解了他的紧张情绪，流泪释放出悲痛。在闪烁生命愉悦的第一乐章之后，他谈到他女儿的未婚夫，这个幸福男人的大好日子正在当前，而他却必须和自己的女儿说再见。他想再次回顾自己的生命历程。

（二）伯恩斯坦和阿尔比诺尼

在第二个小时的疗程中，M先生基本上处于忧郁的情绪状态。他妻子与他一起选择了莱昂纳德·伯恩斯坦的乐曲，乐曲的主题是对上帝的敬畏、信心和内心的安宁等。他原本很喜欢这首乐曲，然而今天却觉得这首乐曲遥不可及，很无聊。M先生的妻子所带来的另一首他最喜欢的乐曲是阿尔比诺尼的，这让他觉得听起来清爽怡人，乐在其中，正符合他抑郁的情绪，使他觉得被理解、被接纳、有安全感。

在第三个小时的疗程中，M先生显得激动不安。他寻求和治疗师展开对话，涕泪纵横。他和音乐治疗师的关系变得更牢固了。

（三）肖邦和纳京高

在第四个小时的疗程中，M先生发现肖邦的钢琴曲让他的思想和感情有徜徉其中的空间。但是治疗师从他浅短的呼吸中看出他不舒服，于是为他播放属性洒脱的曲子，和他当前能量层级比较接近的纳京高的三首简短的歌曲。

（四）巴赫

在第五个小时的疗程中，当时接近圣诞节了，M先生选择了巴赫的《D小调第一号法国组曲》，整体而言他开始时拘束而萎靡，但是在听完音乐之后，对治疗师显得比较友好，没有防备。

（五）里尔克和罗德里戈

在第六个小时的疗程中，他想播放诗朗诵，播放里尔克的诗《骑兵旗手克里斯朵夫·里尔克的爱与死之歌》给治疗师听。他想给治疗师一点回馈，同时也赢回一点自主权。同时，他也回顾了自己的生命历程，并且赋予治疗师更深的寄托。

第七个小时的疗程略。

在第八个小时的疗程中，治疗师为M先生带来了一首新的音乐：一首由罗德里戈作曲吉他主奏的幻想曲。他听着这首曲子，但是实际上他更想一个人独处，很明显他有苦难言，正在害羞地隐瞒。

（六）勒克莱尔和舒伯特

在第九个小时的疗程中，M先生开始尝试听的是让－玛丽·勒克莱尔的《第五号双小提琴奏鸣曲》。这音乐听起来振奋人心，M先生深受感动。他的妻子稍后也来了，并提议听舒伯特的《菩提树》。接着，房间里有一段时间陷入沉寂。

这首歌的歌词唱的是离别和孤独，深深触动了 M 先生的内心，他沉默不语了。

在第十个小时的疗程中，M 先生的身体状况明显恶化。他不想听什么音乐。当治疗师问他，是否想听她为他唱什么歌曲时，他大为吃惊，没想到她竟然肯为他花那么多的时间，让他觉得世上还有这样的温暖人情，实在难能可贵。不过今天他不想听音乐了。

（七）门德尔松

在第十一个小时的疗程中，M 先生很烦躁，抱怨医院里的种种状况。费利克斯·门德尔松·巴托尔迪的《降 E 大调弦乐八重奏》既带劲又表情鲜明，合乎其情绪，有助于 M 先生回顾其生命历程。这也是对 M 先生进行音乐治疗的最后一首歌曲。

此后不久，M 先生就辞世了。

第三节　音乐治疗干预生命最后阶段障碍的理论建构

我们已经发现，在生命的最后阶段，人与人的状况可能有很大不同，这不仅体现在身体上而且体现在精神上。当人们身体健康发展并且有一个适合自己情况的生活变化时，在生命的尽头人会感觉良好，当处于良好发展状态时，人们不会被治疗影响。

一、临终者的需求

音乐治疗的治疗与陪伴可以在患者有老年疾病和障碍时（轮子上的音乐）使用或者与医院和诊所的老年医学科以及寄宿处相联系，音乐治疗师史宾格很快证明了这个观点。

在一些地区，与年龄相关的疾病如阿尔茨海默症，专业音乐治疗提供了试验型的、较好防御性的、部分以科学为基础的创意和想法。

究竟生活品质对临终病患有何意义以及音乐治疗对此能有何贡献。丹妮拉·莫洛德尔研究了"医院中重症病患的心理世界和精神需求"，其中和音乐治疗师相关的结果如下。

身体方面：缓解疼痛，安神。

精神方面：按照自己的意愿生活，做决定，直到临终仍抱有康复的希望，在恐惧时得到陪伴并获得照顾。

社会方面：细心护理，个别照顾；有弹性的社会结构，和亲人维持良好的关系；能自主独立行动直到最后。

心灵方面：只是有需要地得到宗教和精神关怀，没有说教和骚扰；有尊严地对话；可以回溯到宗教传统；有维护支持的关系和坚定的信仰；保存自己的价值观、记忆和可能的目标；无偏执的内心；留下清白的生命；临终时有自己的亲人围绕。

最重要的一点：健康和充满爱与带有谅解的关怀。

音乐治疗在这方面能在下列方式中有所贡献。

①音乐治疗的经验和一般的疼痛管理可以纳入同一框架。音乐治疗可以安抚并传达安全感，改善生活品质。

②音乐治疗能在谨慎有弹性的关系经验中帮助调整自己的远近亲属关系。

③音乐治疗可以通过音乐这个媒介，以情感上投入的方式将自己生命的历程进行回顾。

④音乐治疗可以调和精神体验，其方式不受限于思维意识形态，可有跨文化支撑，也能使转变平静顺利。

二、临终关怀

临终关怀是临终的人与亲密家属之间关系上的一种转变过程，这既是音乐治疗师帮助临终者面对死亡、告别人生的过程，也是帮助临终者家属告别临终者而战胜生离死别的痛苦的过程。

当患有癌症、艾滋病等不治之症的患者面临即将来临的死亡时，他们通常要经过五个心理阶段：①否认和自我封闭；②愤怒；③讨价还价；④抑郁；⑤接受死亡。恐惧、疼痛和无助的感受始终伴随着患者整个走向死亡的过程。这些患者和其家属通常需要情感的支持和寻找情绪表达的有效途径。临终关怀的目的一般集中在保持和提高患者的生活质量直到生命的最后一刻，以及帮助患者的家属适应和接受亲人的去世。

音乐治疗师通过各种音乐活动来满足患者的生理、心理、情感、社会和精神需要。使患者聆听自己喜爱的音乐，音乐放松训练、音乐想象，都可以帮助患者放松，使其缓解疼痛，提高其生理和心理的舒适感。唱歌、演奏乐器、观看表演都有助于患者把注意力从对于疼痛和对死亡的焦虑中转移出来。1983年，在美国一所医院进行的对癌症患者的研究表明，观看现场的音乐表演在降低紧张和焦虑，增加精神活力方面的作用明显好于聆听相同的音乐作品的磁带。聆听和演唱对于患者人生各个阶段具有意义的歌曲，并引发语言讨论，可以帮助患者宣泄自己的情感，回顾自己的人生，总结一生的价值和意义，从而勇敢冷静地面对死亡。在集体治疗的环境下，患者可以通过音乐活动来提高社会交往能力。成员之间相互分担精神痛苦，相互支持，对于减少焦虑和痛苦具有良好的作用。另外，很多患者的内心深处常常怀有很多情感、痛苦、秘密，一些内心的话不能对包括家人在内的任何人诉说。在治疗过程中，音乐治疗师与患者建立起了亲密和信任的关系，因此治疗师往往成了患者唯一可以倾诉内心秘密的人，从而帮助患者无遗憾地走完自己人生的最后路程。

参考文献

[1] 王芳菲，唐瑶瑶. 脑瘫儿童的音乐治疗 [M]. 北京：华夏出版社，2016.

[2] 赵小明. 本土化音乐治疗与实操 [M]. 哈尔滨：北方文艺出版社，2018.

[3] 张刃. 音乐治疗 [M]. 2 版. 北京：机械工业出版社，2020.

[4] 王旭东. 让音乐带给您健康：奇妙的音乐疗法 [M]. 长沙：湖南科学技术出版社，2016.

[5] 翟震. 音乐治疗在我国老龄化领域的应用与实践 [J]. 音乐生活，2020（9）：32-33.

[6] 吉文莉. 浅析音乐治疗的历史渊源及其在医学领域的应用 [J]. 中国多媒体与网络教学学报（上旬刊），2020（7）：240-242.

[7] 闫莉枞，刘艳玲，马钰，等. 听力障碍儿童音乐治疗的研究进展 [J]. 中国康复理论与实践，2020，26（2）：215-218.

[8] 郭颖，邓月枫，胡健伟，等. 孕期心理干预合并音乐治疗对产后抑郁的影响 [J]. 江苏预防医学，2019，30（3）：342-343.

[9] 赵琳，鲁娜. 接受式音乐治疗在孕妇情绪干预中的作用 [J]. 科技视界，2019（1）：184-185.

[10] 梁庆东，梁秋月. 音乐治疗理念在特殊儿童音乐教育中的应用研究 [J]. 江苏理工学院学报，2018，24（6）：110-114.

[11] 张海华，许能贵，李知行，等. 针刺配合五行音乐治疗女性抑郁症的临床观察 [J]. 中国针灸，2018，38（12）：1293-1297.

[12] 刘致畅. 音乐治疗对于特殊儿童的影响：以脑瘫儿童为例 [J]. 品牌研究，2018（3）：70-71.

[13] 赵艾伦，李哲敏. 阿尔兹海默症患者与音乐治疗 [J]. 中国健康心理学

杂志，2018，26（1）：155-160.

[14] 张书鸣，王津涛，邓伟. 音乐治疗的临床应用与挑战 [J]. 医学与哲学（B），2017，38（9）：69-74.

[15] 田娜颖，张晓颖，王春雪，等. 音乐治疗临床应用的研究进展及对脑卒中及阿尔茨海默病认知障碍的影响 [J]. 中国医刊，2017，52（7）：15-19.

[16] 叶靓，叶祥明，陶丹红，等. 音乐治疗对卒中后抑郁伴左侧基底节失语的康复效果 [J]. 中国康复理论与实践，2017，23（3）：330-333.

[17] 张慧敏，刘效巍，庞小梅，等. 五行音乐治疗阿尔茨海默病精神行为症状的临床研究 [J]. 医学与哲学（B），2017，38（3）：64-66.

[18] 刘丽纯，刘燕. 音乐治疗对老年痴呆症患者的干预效果 [J]. 中国老年学杂志，2017，37（5）：1215-1216.

[19] 刘乐，陈静，蔡亦蕴，等. 音乐治疗合并心理干预对高危孕妇孕期和产后焦虑抑郁情绪的影响 [J]. 临床精神医学杂志，2017，27（1）：9-11.

[20] 王冰. 奥尔夫音乐治疗方法对孤独症儿童的实践研究 [J]. 医学与哲学（B），2017，38（1）：74-76.

[21] 薛静，张丽燕，杨琪. 音乐治疗缓解癌症患者化疗后恶心呕吐改善生活质量的研究 [J]. 护理学报，2017，24（1）：70-72.

[22] 陆悦美，陈灵君，王萌，等. 音乐治疗在自闭症干预的研究进展 [J]. 中国康复医学杂志，2016，31（12）：1416-1419.

[23] 常翼，牟真，许晶. 音乐治疗临床研究进展 [J]. 医学与哲学（B），2016，37（9）：70-72.

[24] 赵真. 我国学前特殊儿童音乐治疗研究综述 [J]. 绥化学院学报，2016，36（4）：148-151.

[25] 曲宁，段森海. 音乐治疗在我国临终关怀领域中的现状研究 [J]. 科技风，2015（17）：232.

[26] 季迪，范尧，张勇，等. 音乐疗法对大学生抑郁情绪干预效果的系统评价 [J]. 中国健康心理学杂志，2015，23（4）：588-593.

[27] 蒋怀滨，张斌，陈颖，等. 音乐治疗的一般模式及其发展取向 [J]. 医学与哲学（A），2015，36（3）：39-43.

[28] 宋东建，岳丽芳，王国领，等. 试论音乐治疗的临床应用 [J]. 医学与哲学（B），2015，36（1）：84-86.

[29] 冷海燕. 音乐疗法在临终患者中应用的研究进展 [J]. 天津护理，2014，22（1）：77-78.